KB082553

근육이
연금보다
강하다

근육이
연금보다
강하다

김헌경 지음

비타북스

건강 장수의 비결은
무엇인가?

'건강하게 오래 살기'는 모든 사람들이 가장 바라는 것이
라 생각합니다. 누구나 나이가 들면 변합니다. 흰머리가 늘
어나고, 주름이 많아지고, 등이 구부러지는 등의 외적인 변
화와 더불어 마음에도 변화가 일어납니다. 한번 생각해볼까
요? 태어나서 80년이 지나면 모든 사람은 공평하게 80세가
됩니다. 그런데 그 결과는 어떤가요? 어떤 사람은 자기가 하
고 싶은 것을 하면서 즐겁게 지내고, 어떤 사람은 체력이 약
해서 거의 집 안에서만 생활합니다. 개인에 따라 그 차이가

아주 심하게 나타납니다. 같은 시간이 지났는데 왜 어떤 사람은 건강하게 생활하고, 왜 어떤 사람은 자기가 하고 싶은 것도 마음대로 할 수 없을 정도가 되었을까요?

저는 그 해답을 찾기 위해 평생 연구에 몰두해왔습니다. 그리고 제가 찾은 그 해답의 일부를 이 책을 통해 소개하려 합니다.

"노화에 관한 장기 추적 조사 결과를 보면 해답의 힌트가 숨어 있습니다."

저는 1989년 일본 문부성 국비유학생으로 일본에 와서 학위를 받고 일본 쓰쿠바대학筑波大学에 취직했습니다. 1998년 지금의 연구소로 이동해 노화 연구에 몰두했지요. 건강 장수와 관련된 요인을 찾기 위해 길게는 20년 이상, 짧게는 10년 이상을 대도시, 중소도시, 농촌 등 수많은 지역을 조사해 65세 이상의 노년층 5만 명 이상의 장기 추적 자료를 가지게 되었습니다. 제가 이 책에서 소개하는 내용은 이 자료에 근거한 것들입니다.

일본에서는 1990년 말부터 2000년도 초까지 고령자 낙상 골절이 큰 사회문제로 대두되었습니다. 그에 맞춰 낙상 예방 지도를 수없이 실시했습니다. 이를 통해 요실금과 보행 장애로 고생하는 어르신들이 너무나 많다는 사실을 깨닫고 요실금 및 보행 장애 개선 지도를 하기도 했습니다. 초고령사회인 일본에서 앞으로 근감소증과 허약이 큰 문제로 대두될 것이라 판단해 2008년에 75세 이상의 고령자 1,300명을 모집하여 지금까지 10년 이상 추적 조사하며 근감소증 개선 지도도 진행했습니다. 또한 허약 문제를 규명하기 위해 2011년부터 매년 추적 조사로 6,300명 이상의 자료 분석과 지도를 해오고 있습니다.

이와 같은 장기 추적 조사 및 지도를 진행하면서 건강하고 활기차게 이상적인 노년기를 보내기 위해서는 넘어지지 않고, 자기 발로 걸으며, 근력을 유지하고, 화장실 실수를 하지 않는 생활이 필수라는 것을 절실히 느꼈습니다. 그래서 건강한 노년기를 위한 '노년 근력 강화 운동 프로그램'을 직접 개발하게 되었습니다. 이 프로그램은 현재 일본의 각 지역 노인센터와 요양원, 보건소 등에서 실제 활용되고 있습니다.

고령자들이 가장 고민하는 낙상, 요실금, 보행 장애, 근감소증, 허약을 묶어 5대 노년증후군이라고 부르고 있습니다. 그렇다면 5대 노년증후군을 예방하기 위한 비책은 무엇일까요? 어떠한 사람이 잘 넘어질까요? 요실금을 가지고 있는 사람의 특성은 무엇일까요? 잘 걷지 못하는 이유는 무엇일까요? 근감소증과 허약을 촉진하고 있는 것은 무엇일까요?

5대 노년증후군에 관련되어 있는 요인은 각각 다르며 수많은 요소들이 복합적으로 연관되어 있습니다. 그렇지만 공통된 요인은 있습니다. 바로 '근력 저하'입니다. 그렇다고 해서 무작정 근력 운동을 한다고 해서 좋아지는 것은 아닙니다. 증상에 따라 단련해야 할 근육이 각각 다르기 때문입니다. 근력 강화가 필요하지만, 증상에 따라 다른 접근이 필요하다는 의미입니다. 넘어지지 않게 하기 위한 근력 강화 운동, 요실금 예방이나 개선에 필요한 근력 강화 운동, 근감소증과 허약 개선에 필요한 근력 강화 운동은 얼핏 보면 비슷해 보이지만, 많이 다릅니다. 그렇기에 여기서 소개하는 5대 노년 증후군 예방을 위한 근력 강화 운동에 관심을 기울여주길 바랍니다. 전신 근력 강화 운동을 하면서 자신에게 필요한 부분을 단련하세요.

제가 일본에서 실시해온 여러 가지 실천 연구 성과를 우리나라에 있는 많은 중·장년층, 그리고 고령자에게도 알리고 싶었습니다. 한국도 이미 고령자의 비율이 14%를 넘어서는 고령사회로 진입했기 때문입니다. 다행히 헬스조선의 도움으로 소개할 수 있는 기회를 얻게 되어 감사드립니다.

이 책의 내용은 실제로 일본 고령자들에게 효과가 있었으며 과학적으로도 증명되었습니다. 또한 프로그램에 참가한 어르신들이 너무나 좋아하고 만족했기 때문에, 우리나라 어르신들의 건강 장수에도 도움이 되리라 판단됩니다. 효과적이고 성공적인 사례들을 알기 쉽게 설명하였으니, 가벼운 마음으로 실천해보기를 바랍니다.

5대 노년증후군 예방과 개선이 바로 건강 장수의 비결입니다. 노화 연구 30년에서 얻은 효과를 체험할 수 있도록 쉽게 엮었습니다. 이 책이 건강하고 활기찬 생활에 도움이 되기를 진심으로 바랍니다.

도쿄 건강장수의료센터 연구부장

김현경

"하늘이 준 마지막 기회였던 것 같아요. 키가 168cm인데 몸무게가 37kg밖에 안 나갔으니 얼마나 흉했겠어요. 바람만 불어도 넘어질까 봐 겁이 났어요. 그래서 더 '이게 아니면 안 된다'라는 마음으로 필사적으로 운동을 따라 했어요. 정말 딱 3주가 지나니까 몸에 힘이 생긴 게 느껴지더라고요. 혼자 서는 외출을 할 수가 없어서 처음에는 아들과 함께 왔었어요. 그런데 한 달 반 정도 지나고부터는 저 혼자 올 수 있었어요. 두 달이 지나고는 운동 교실이 끝나고 친구들과 함께 점심 식사를 할 정도로 좋아졌어요. 선생님, 너무너무 감사합니다."

_78세, 남성, 허약 개선 프로그램 참가자

"내 인생은 이제 여기서 끝났구나 싶었어요. 하루도 외출을 하지 않은 날이 없을 정도로 활동적으로 살았는데 요실금 때문에 집 밖으로 나갈 수가 없게 됐으니까요. 그렇게 3년 동안 집 안에서 혼자만의 시간을 보냈어요. 이렇게 살아서 뭐하나 싶었지요. 그런데 도쿄 건강장수의료센터의 요실금 개선 교실에 참가한 후 제 인생을 되찾았어요. 봉사 활동, 부인회 활동, 붓글씨 교실, 스포츠센터 등의 활동을 하면서 3년 전 생활로 다시 돌아갈 수 있었어요. 다음 달에는 친구들과 하와이 여행을 다녀올 예정이에요. 요실금은 남의 일이라고 생각했었는데 제가 겪어보니 정말 보통 문제가 아니더라고요."

_71세, 여성, 요실금 개선 프로그램 참가자

"저는 한국을 참 좋아합니다. 무릎이 아프기 전인 3년 전까지만 해도 1년에 두서너 번씩 한국에 다녀오곤 했지요. 한국에 친한 지인이 있어서 서로 번갈아 한국과 일본을 방문하며 교류를 해왔습니다. 그런데 무릎이 아프고부터는 그분과 예전처럼 교류를 할 수 없어서 참 안타까웠어요. 무릎이 아프니 몸을 움직여 어딘가를 간다는 게 고역이더라고요. 특히 계단을 오르내리는 일이 정말 힘들었어요. 그런데 보행 기능 개선 운동 교실에 참가하고 나서 무릎 통증이 거의 다 나았어요. 지금은 예전처럼 계단을 오르내릴 수 있게 되었어요. 내 몸이 이렇게 변했다는 것을 김헌경 선생님께 꼭 말씀드리고 싶었습니다. 감사합니다."

_ 76세, 여성, 보행 기능 개선 프로그램 참가자

"걸을 때 왼쪽 발이 자주 걸려 넘어졌어요. 김헌경 선생님께서 왼쪽 다리 정강이 부위 근육을 만져보더니 전경골근이 거의 만져지지 않는다고 하시면서 운동 하나를 가르쳐주셨지요. 왼쪽 발을 끌듯이 걷는 걸음걸이 때문에 발이 자주 걸리는 건데, 이 운동을 하면 발을 들어 올리는 전경골근이 튼튼해진다고 하셨어요. 그래서 집에서 시간이 날 때마다 그 운동을 열심히 했어요. 3개월 후에 김헌경 선생님께서 걸음걸이를 다시 보시더니 이제 왼쪽 발끝이 많이 들린다면서 낙상 걱정은 안 해도 되겠다고 말씀해주셨어요. 요즘은 걸을 때 왼쪽 발이 걸리지 않아 대단히 만족스럽습니다."

_ 76세, 남성, 낙상 개선 프로그램 참가자

Prologue 건강 장수의 비결은 무엇인가?   004

PART 1

살아 있는 한
내 손발로 움직이고 싶다

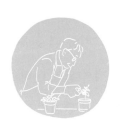

나는 일본 최고의 '근육 박사'입니다
도쿄 건강장수의료센터의 한국인 연구부장   021
운동이란 운을 바꾸는 움직임이다   024
운동을 새로운 직장으로 생각하자!   026

오래 사는 것보다 중요한 것은 건강하게 사는 것
100세 시대, 노쇠는 병이다   028
지금 당장 75세 대책을 세워라!   031
모든 문제는 나이가 들면서 줄어드는 근육에서 시작된다   034

근육 박사가 알려주는 최고의 건강법
노쇠와 싸워 이길 수 있다   037
약이 아닌 근력 강화 운동으로 해결하자!   040
'걷기'만으로는 부족하다   042
일본은 지금 10년 더 젊어졌다   044

근육 박사가 알려주는 최고의 생활 습관

장수 마을의 비밀 047

건강 장수를 지키는 생활 습관 050

PART 2

하루 10분 근력 강화 운동은 건강 장수를 보장한다

중년 이후에는 새로운 운동 개념이 필요하다

운동 경험을 쌓자 059

일상생활의 불편함을 해소하는 운동부터 시작한다 062

과학적으로 효과가 검증된 근력 강화 운동을 하자 064

운동의 기준치는 '다른 사람'이 아닌 '나'의 상태 067

노년증후군을 예방하는 근력은 따로 있다

전경골근, 낙상을 예방한다 069

장요근, 걷기에 중요한 근육 071

대퇴사두근, 일상생활을 좌우한다 072

복근, 힘찬 활동의 근원이다 073

대흉근, 상체를 지탱하는 근육 075

하퇴삼두근, 제2의 심장 076

척추기립근, 바른 자세를 유지한다 077

둔근, 몸의 중심축 079

내전근, 바른 걸음걸이를 만든다 080

하루 10분,
노년증후군을 예방하는 전신 근력 강화 운동

하루 10분 투자로 건강 수명을 늘린다   084
전신 근력 강화 운동을 위한 준비 운동   090
전신 근력 강화 운동   092

바른 자세는 근력을 강화시킨다

바르게 앉을 수 있는 근육을 키우자   101
걸음걸이는 곧 나이   104
바르게 서는 것부터 시작하자   106

PART 3

5대 노년증후군별
근력 강화 운동

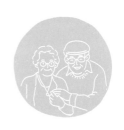

노년증후군 예방 준비 운동

운동을 시작하기 전에   111
1단계 준비 운동   114
2단계 준비 운동   118

허약, 일상생활이 불편해지기 시작한다

눕는 것은 허약과의 타협이다   122
1단계 허약 예방 및 개선 근력 강화 운동   130
2단계 허약 예방 및 개선 근력 강화 운동   138

근감소증, 노년증후군의 근본적인 원인

노화가 아니라 근감소증일 수 있다 146

1단계 근감소증 예방 및 개선 근력 강화 운동 154

2단계 근감소증 예방 및 개선 근력 강화 운동 162

낙상, 넘어질까 봐 안 긴고 안 걸어서 결국 넘어진다

낙상은 장기 요양 상태로 가는 주요 원인이다 170

1단계 낙상 예방 및 개선 근력 강화 운동 176

2단계 낙상 예방 및 개선 근력 강화 운동 184

보행 기능, 건강 수명을 좌우한다

걸음걸이를 보면 낙상 위험이 보인다 192

1단계 보행 기능 유지 및 개선 근력 강화 운동 198

2단계 보행 기능 유지 및 개선 근력 강화 운동 206

요실금, 빨리 긷고 근력만 강화하면 걱정 없다

요실금이 불러오는 일상생활의 변화 212

1단계 요실금 예방 및 회복 준비 운동 220

2단계 요실금 예방 및 회복 준비 운동 224

1단계 요실금 예방 및 회복 근력 강화 운동 230

2단계 요실금 예방 및 회복 근력 강화 운동 238

부록 근력 강화 운동 실천 체크카드 244

* **일러두기** 본문에 소개된 사례는 모두 실제 내용을 바탕으로 각색하였으며 등장하는 이름은 가명입니다.

PART

1

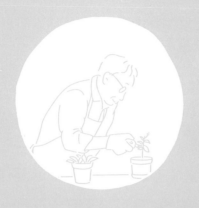

살아 있는 한

내 손발로

움직이고 싶다

기대 수명이 점점 늘어나 이전보다 평균 수명이 높아지면서
우리나라도 고령사회로 진입하고 있다.
이 말은 노년의 기간이 길어진다는 뜻이다.
점점 길어지고 있는 노년기를 잘 보내기 위해서는
무엇보다 건강이 가장 중요하다.
이제 우리가 목표로 해야 하는 것은 단순히 오래 사는 '장수'가 아닌,
건강하게 오래 사는 '건강 장수'이다.

나는 일본 최고의
'근육 박사'입니다

도쿄 건강장수의료센터의 한국인 연구부장

"내 지팡이가 어디 갔지?"

여든이 넘은 할아버지 한 분이 옆자리를 두리번거렸다. 운동 교실 프로그램 직원에게 지팡이를 여기 둔 것 같은데 없어졌다며 찾았다.

"할아버지, 어디다 두셨는지 다시 한 번 잘 생각해보세요."

"아! 맞다. 오늘은 지팡이 없이 왔지!"

지금부터 약 15년 전 요코하마시 아오바구에서 낙상 골절 예방 프로그램에 참가했던 82세 야마다 씨에게 일어난 일이다.

"지난 5년 동안 지팡이 없이는 외출을 못했어요. 그래서 습관처럼 지팡이를 찾았네요. 더 이상 나빠지지만 말자는 마음으로 시작했는데 한 달 만에 이렇게 회복이 되었어요. 정말 놀랍습니다."

야마다 씨 본인은 물론 함께 참여했던 어르신들과 담당 직원 모두 놀라워했지만 나에게는 그리 놀라운 광경이 아니다. 이와 같은 사례를 아주 많이 보기 때문이다.

나는 도쿄 건강장수의료센터의 연구부장으로 일하고 있다. 건강장수의료센터는 1972년 일본 최초로 노인 의학과 건강장수 연구를 목적으로 세워졌다. 나는 이곳에서 노화와 근골격계 연구를 총괄하고 있으며 어르신들이 생활을 하며 겪는 각종 어려움을 극복할 수 있도록 노년 근력 강화 프로그램을 도맡아 개발해 지역 사회에 보급하는 일을 하고 있다.

"오른쪽 다리를 들어 올려서 왼쪽으로 돌리세요. 그리고 3초간 머무세요. 골반 근육이 튼튼해져 요실금이 좋아집니다."

건강장수의료센터의 건강증진실에서 벌어지는 광경이다. 이곳에는 매일 수많은 어르신들이 근력 강화 운동을 하기 위해 모인다. 운동기구 없이 할 수 있는 동작이라서 집에서도 매일 할 수 있다. 노인 인구가 4,000만 명에 가까운 초고령사회인 일본에서는 이처럼 근력 강화 운동으로 고령자의 허약과 요양원 생활을 줄이려는 노력이 활발하다.

2017년 10월 기준 일본의 75세 이상 노년 인구는 1,748만 명으로 전체 인구의 13.8%에 이른다. 이는 우리나라 65세 이상 노년 비율과 비슷한 수준이다. 일본은 우리나라보다 노년 인구 비율이 상당히 높지만 이런 여건 속에서도 건강 수명을 착실하게 연장해왔다.

나는 이 책에서 일본인의 건강 수명 연장을 위해 내가 직접 전개해온 여러 가지 실천 사례 중 가장 효과적이고 성공적인 것들만 모아 구체적이고 다각적으로 소개하려고 한다. 일본 노년층에게 효과가 있었고 과학적으로 증명된 건강 증진 법이므로 우리나라 고령자에게도 반드시 도움이 될 것이라 확신한다.

운동이란 운을 바꾸는 움직임이다

⋮

건강 교실이 시작되는 첫날 강의실에 들어가면 대부분 분위기가 비슷하다. 특히 요실금 교실의 경우, "안녕하세요"라고 첫인사를 건네면 대답하는 사람이 몇 명 안 된다. 대부분 목소리가 작고 표정도 어둡다. 앞을 보지 않고 바닥만 쳐다보고 있다. 요실금을 앓고 있는 사람들의 특징이다. 심리적으로 위축되어 소심해진다. 모든 일에 자신감을 잃어가고 있다는 증거다.

그러나 한두 달만 지나면 분위기가 확연히 달라진다. 인사하는 목소리부터 커진다. 쉬는 시간이면 강연실이 떠들썩하다. 옆 사람들과 이야기를 나누기 바쁘다. 마치 다른 사람들 같다. 그러면 나는 생각한다.

'아, 요실금이 많이 좋아졌구나.'

건강 교실이 시작된 지 한 달 정도만 지나면 어르신들의 표정이 바뀐다. 건강에 대한 자신감이 생겼다는 증거다.

"운동하고 나니까 어떻습니까?"

운동 교실에 참여한 어르신들의 대답은 대부분 비슷하다.

"외출하기가 쉬워졌어요."

"외출 후에도 덜 피로해요."

몸이 허약해지고 노쇠해지면 외출이 줄어든다. 외출이나 바깥 활동 자체가 심리적인 부담이 된다. 조금만 움직여도 피곤하고 걷다가 넘어질까 무섭다. 허약한 사람들에게 외출은 쉬운 일이 아니다. 그런데 운동을 하고 체력이 좋아지면 그동안 마음대로 할 수 없었던 외출이 자유로워진다. 요실금 걱정이 사라지니 친구들과 만나 식사도 하고 여행도 갈 수 있게 된다. 훨씬 더 즐겁고 활기찬 인생으로 변하는 것이다.

지금은 비록 일상생활에 여러 가지 어려움을 겪고 있지만 (혹은 가까운 미래에 그러한 어려움이 닥쳐올지도 모르지만) 현명하게 대처한다면 누워서 보내는 노년이 아니라 얼마든지 혼자 힘으로 자유롭게 일상생활을 영위하며 자기다운 삶을 살 수 있다.

운동運動은 운運을 바꾸는 움직임動이다. 노년기의 운을 바꾸고 싶다면 몸을 움직여야 한다.

운동을 새로운 직장으로 생각하자!

:

   물론 운동이 만병통치약은 아니다. 그렇지만 운동이 건강장수에 도움이 된다는 사실은 분명하다. 아무리 운동의 필요성과 중요성을 강조해도 평생 운동을 해본 적이 없는 사람이 어느 날부터 갑자기 열심히 운동을 하기란 쉽지 않다. 그럴 때 내가 꼭 하는 이야기가 있다.

   "지금까지 가족을 위해 돈 버느라, 밥해 먹이느라 바빠서 자신의 건강은 돌볼 여유가 없으셨지요? 이제 은퇴도 하셨으니 지금부터라도 누구에게도 구애받지 말고 마음껏 건강 관리를 해보세요."

   정년퇴직을 하고 2~3년 동안은 그동안 못했던 일을 하며 즐겁게 산다. 취미생활도 하고 친구들도 만나며 여행도 자주 다닌다. 하지만 정년퇴직 효과는 오래 가지 못한다. 점점 할 일도 사라지고 의욕도 함께 사그라진다. 시간은 많지만 세월아 네월아 하면서 흘려보내게 된다.

   정년퇴직 후의 삶은 굉장히 길다. 누구의 간섭도 받지 않고 내가 하고 싶은 것을 무엇이든 할 수 있는 기간이다. 그런데 왜 이 기간 동안 몸을 노화되도록 방치하는지 참으로 안타깝다.

"퇴직 후에는 '건강 만들기' 또는 '건강 지키기'라는 새로운 직장에 취직을 했다고 생각하세요. 직장에 다닐 때는 비가 오나, 눈이 오나 매일 일을 하지 않았습니까? 운동을 퇴직 후 새로 얻은 일이라고 생각하시고 매일매일 하세요."

이런 이야기를 하면 많은 분들이 고개를 끄덕이며 동감을 표한다. 일이라고 생각하면 어떻게 3일만 하고 금방 그만둘 수가 있겠는가? 우리는 매일 밥을 먹는다. 아무리 바빠도 시간을 내서 끼니를 챙긴다. 그런데 몸의 힘이 떨어지면 왜 몸에 힘을 주는 활동을 하지 않는가? 몸에 힘이 떨어지는 것을 보면서 왜 대책을 세우지 않는지 답답하다. 힘이 떨어진 몸에 힘을 부여하는 활동이 운동이다. 배가 고플 때 밥을 먹는 것처럼 근육에 영양을 공급하기 위해 운동을 해야 한다.

지금까지 살아오면서 손해 본 적이 많았을 것이다. 하지만 운동은 절대로 손해 보는 일이 아니다. 운동에 투자하면 투자한 만큼 자신에게 돌아온다. 몸에 투자한 것은 그대로 몸에 남아 있다. 게다가 한 푼도 안 든다. 오늘부터 바로 시작해보면 어떨까?

오래 사는 것보다 중요한 것은
건강하게 사는 것

100세 시대, 노쇠는 병이다

이 세상 모든 사람들이 가장 원하는 것 중 하나는 건강하게 오래 사는 것이 아닐까? 그렇다면 건강하다는 것은 무엇일까? 75세 고령자가 고혈압약이나 당뇨약을 먹고 있다면 건강하지 않고, 약을 먹고 있지 않으면 건강한 것일까?

중년기에는 고혈압이나 당뇨, 지방간 등의 질환이 있는지가 건강한 상태인지 아닌지를 나누는 중요한 기준이 된다.

그러나 고령기가 되면 대부분 만성질병 한두 개쯤은 가지고 있다.

1984년 WHO세계보건기구는 노인들의 건강 상태는 질병을 가지고 있는지 아닌지로 평가할 것이 아니라, 일상생활 기능이 자립하고 있는지 아닌지로 평가할 것을 주장한다. 즉 고령자는 질병을 가지고 있어도 일상생활을 할 수 있는 근력이나 보행 능력 등을 갖추고 있다면 건강하다고 봐야 한다는 뜻이다.

2004년에 일본 국가대표 야구팀 감독이었던 나가시마 씨가 68세의 나이로 뇌경색으로 쓰러졌다. 야구 감독을 그만둔 후에도 명예 감독으로 선수들을 지도하며 적극적으로 사회 활동을 했기 때문에 많은 일본인들이 안타까워했다. 나가시마 씨는 어렵고 힘든 재활 치료 끝에 혼자서 걸을 수 있을만큼 회복되었다. 하지만 오른쪽 마비와 언어장애 후유증은 남았다. 나가시마 씨는 뇌경색 후유증이 남아 있는 몸으로도 열심히 야구팀의 겨울 캠프를 방문해 선수들을 격려하고 야구를 지켜봤으며 지금까지도 적극적으로 사회 활동을 이어가고 있다.

일반적인 관점으로 본다면 몸 상태가 완벽히 정상으로 돌아오지 않은 나가시마 씨는 건강하지 않다고 판단할 수 있다. 하지만 나가시마 씨는 80세가 넘은 나이에도 적극적으로 사회 활동을 하며 여전히 많은 사람들에게 건강의 대명사로 사랑을 받고 있다.

그렇다면 나가시마 씨는 건강한 것일까? 건강하지 않은 것일까? 고령기에는 생활 기능의 자립 여부가 건강의 중요한 개념이다. 혼자 화장실에 갈 수 있고, 혼자 걸어서 외출을 할 수 있고, 혼자 목욕을 할 수 있고, 여전히 사회생활을 할 수 있다면 뇌경색 후유증이 남았더라도 건강하다고 봐야 한다.

고령기의 건강 개념은 질병의 유무가 아니다. 고령기 건강의 목표는 질병을 가지고 있어도 자신의 일상생활을 독립적으로 해나가는 것이다. 즉 고령기의 건강 증진은 질병의 예방이나 치료가 아니라, 일상생활의 자립에 필요한 근력이나 보행 기능 향상에 초점을 맞춰야 한다는 뜻이다.

지금 당장 75세 대책을 세워라!

⋮

"여러분은 지금 연세가 어떻게 됩니까?"

"72세입니다."

"76세입니다."

"81세입니다."

"앞으로 몇 년 더 살 수 있을 것 같습니까?"

"그건 잘 모르겠습니다."

"몇 년을 더 살지는 모르지만, 분명한 것은 여러분 앞에는 두 가지 기간이 남아 있다는 사실입니다."

'노인 허약'에 대한 강연은 이런 화두로 시작하는 경우가 많다. 지금 이 책을 읽고 있는 여러분도 한 번 머릿속에 그려보자. 여러분의 남아 있는 인생은 앞으로 두 가지 기간으로 나뉘게 된다.

첫 번째는 건강하게 살 수 있는 기간(건강 수명)이다. 놀러

가고 싶으면 놀러 가고, 먹고 싶으면 먹으러 가고…. 내가 하고 싶은 것을 내 손과 내 발로 해결하면서 생활할 수 있는 기간이다.

두 번째는 자기 자신이 자기 인생을 마음대로 할 수 없는 장애 기간이다. 허약해서 걷기가 힘들고 넘어질까 두려워서 활동을 제한한다. 먹으러 나가고 싶지만 밖에 나갈 수 없고, 누군가를 만나고 싶어도 만나러 갈 수 없는 기간이다.

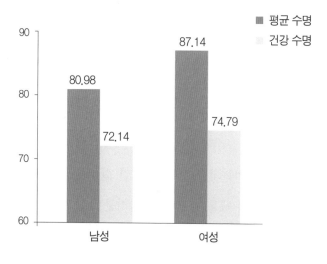

▲ 장애 기간 = 평균 수명 - 건강 수명

현실은 어떨까? 일본 후생성이 2017년 7월에 발표한 자료에 따르면 2016년 남자의 장애 기간은 8.84년, 여자의 장애 기간은 12.35년이다. 다시 말해 남자는 9년 가까이, 여자는 12년 이상을 죽기 전에 일상생활 중의 장애, 즉 내 손발로 독립적으로 사는 데 불편함이 있다는 뜻이다.

우리나라는 이보다 상황이 더 안 좋다. 2018년 WHO가 발표한 건강 수명 조사 자료를 보면 싱가폴이 76.2세로 가장 길고 일본이 74.8세로 2위이며 우리나라는 73.0세로 9위다. 우리나라는 일본보다 1.8년 가까이 건강 수명이 짧은 셈이다.

100세 시대는 많은 희망을 안겨주지만, 연장된 시간을 즐기면서 살아갈 수 있는지에 대한 불안감도 동시에 준다. 이 시간을 어떻게 보내느냐는 건강 수명에 달렸다. 기대 수명이 늘어나는 만큼 건강 수명도 함께 늘어나지 않으면 노년의 고통만 연장될 뿐이다. 누구도 남은 인생의 상당 기간을 아무것도 할 수 없는 상태로 요양원 침대에서 누워 지내고 싶지는 않을 것이다. 오래 사는 것보다 건강하게 사는 것이 중요하다. 그러기 위해서는 건강 수명을 늘리고 장애 기간을 줄여야 한다.

75세 이후부터 장기노인요양보험 수급자가 급격히 늘어난다. 75세를 어떻게 대비하느냐에 따라, 장애 기간이 시작되느냐, 건강 수명이 계속 이어지느냐가 갈린다고 해도 과언이 아니다. 여러분에게 75세 대책이 있는지 묻고 싶다. 대책이 없다면 빨리 75세 대책을 세우라고 말하고 싶다.

모든 문제는 나이가 들면서 줄어드는 근육에서 시작된다

나는 항상 허약 예방과 낙상 예방이 가장 중요하다고 강조한다. 일본 후생성 통계 자료를 보면 65세에서 75세까지는 뇌졸중 등 뇌심혈관질환으로 장기요양 상태에 들어가는 경우가 많지만, 75세가 넘으면 낙상이나 허약, 보행 장애 등과 같은 노년증후군으로 장기요양 상태에 들어가는 숫자가 급격히 증가한다. 나이가 많아질수록 만성 질환보다는 노년증후군이 일상생활에 심각한 위협이 된다는 뜻이다.

노년증후군의 직접적인 원인은 노화로 인한 근감소다. 노화로 근감소가 진행되면 근력 저하가 보행 기능 저하로 이어지고, 보행 기능 저하가 활동량 감소로, 다시 근력 저하로 이어지는 악순환에 빠지게 된다. 따라서 노화로 인한 근육과 근력의 감소, 노년기 건강의 모든 문제는 여기에서 시작된다고 해도 과언이 아니다. 근력이 줄어들면 다음과 같은 일이 일어난다.

① 낙상 위험이 증가한다.

낙상과 관련된 위험인자를 종합적으로 분석한 연구에 의하면 근력이 저하되면 낙상 위험이 4.4배 증가한다. 낙상에 의한 골절이 노년기의 건강과 삶에 미치는 영향을 고려해본다면 이보다 더 심각한 문제는 없다.

② 보행 기능 장애가 나타난다.

노화는 다리에서 시작된다는 말이 있듯이 나이가 들면 허벅지부터 근육이 빠지기 시작하고 또 가장 많이 빠져나간다. 허벅지 근육이 줄어들면 보폭이 좁아지고 속도가 느려진다. 근력이 떨어진 상태에서 평형 감각까지 나빠지면 보행 장애 위험이 5배 이상으로 높아진다는 지적이 있다.

③ 허약과 근감소증 위험이 높아진다.

근력은 허약이나 근감소증의 진단 항목이다. 쉽게 말해 근력이 저하되면 허약과 근감소증 발생 가능성이 높아진다는 뜻이다.

④ 요실금이 발생하기 쉽다.

근력 저하는 요실금 발생과도 관련이 깊다는 사실은 추적 조사로 규명되었다. 근력이 1kg 저하되면, 요실금 발생률이 남자는 3%, 여자는 8% 증가한다.

근육 박사가 알려주는
최고의 건강법

노쇠와 싸워 이길 수 있다

나이가 같은 두 명의 80세 노인이 있다. 한 명은 지하철을 타고 모임에 나가기도 하고 일주일에 서너 번은 집 근처 스포츠센터에 나가 운동도 한다. 다른 한 명은 5년 전부터 지팡이 없이는 생활이 어렵고 작년부터 급격히 걷는 게 불편해져 혼자서는 외출이 힘든 상태가 되었다. 전자가 건강하게 노화한 경우라면 후자는 노화가 아닌 '노쇠'가 진행된 경우다.

노화는 자연스러운 과정이지만 노쇠는 의학적으로 질병으로 규정된다. 노쇠는 허약, 노년증후군 등 다양한 용어로도 표현되는데, 일본 후생성 보고서에 따르면 연령 증가에 따라 심신의 활력(운동 기능이나 인지 기능)이 저하되며 만성 질환으로 인해 생활 기능에 장애가 오고 심신이 아주 약해진 상태지만 적절한 지원이나 지도를 받으면 생활 기능의 유지와 향상이 가능한 상태라고 정의되어 있다. 즉 노쇠에는 개선 가능성이 포함되어 있다.

85세 이상 고령자가 요양 상태에 이르는 원인 1위는 노쇠(85~89세 24.9%, 90세 이상 43.6%)다. 이는 낙상·골절, 치매, 뇌졸중보다도 높은 수치로, 노쇠한 고령자들을 7년간 추적 조사한 바에 의하면, 낙상(1.23배), 이동 기능 저하(1.36배), 생활 기능 장애(1.79배), 입원(1.27배), 사망(1.63배) 등의 발생 횟수가 그렇지 않은 고령자보다 높게 나타난다.

그러나 이미 노쇠해졌다 하더라도 위험 요인을 잘 찾아서 교정하면 노쇠로 인한 여러 위험을 낮출 수 있다. 와상(침대에 누워서 지내는 상태) 고령자의 경우 일상생활로의 회복이 거의 불가능한 경우가 많지만 노년증후군이나 허약 단계에서 적극적으로 대책을 세워 노력하면 장애→와상→사망으로 가는 일련의 과정을 막을 수 있다.

낙상 예방 교실에 참가했던 79세 오구라 씨는 두 번의 큰 대장 수술로 식사량이 극도로 줄어든 상태였다. 체중도 너무 많이 감소되었고 골밀도도 매우 낮았다.

"만약 지금 넘어져서 골절이라도 되면 내 인생은 여기서 끝이에요! 그래서 지금 생사를 걸고 운동을 하고 있는 거예요."

생사를 걸었다는 말 그대로 정말 열심히 프로그램에 참여했다. 운동의 효과를 실감하면서 더욱 열심히 운동을 생활화하자 낙상에 대한 두려움에서 어느 정도 벗어날 수 있었다.

나이가 든다는 것은 노쇠와의 싸움이 시작되었다는 뜻이다. 노쇠와 싸워 이기기 위해서 사회 제도와 국가 정책도 중요하지만 무엇보다 자신의 건강을 지키겠다는 의지가 가장 중요하다. 스스로 필요성을 절감해야 효과를 극대화시킬 수 있다.

약이 아닌 근력 강화 운동으로 해결하자!

:

우리나라에서도 어르신들에게 건강 강연을 할 기회가 많다. 일본에서 유명한 노년 근육 박사가 왔다고 하니, 많은 사람들이 모인다. 그런데 우리나라 어르신들과 이야기를 나누다 보면 한 가지 걱정스러운 점이 있다.

"일본에는 고령자에게 좋은 약이 많나요?"

"운동 말고 몸에 좋은 약을 먹고 싶어요."

"기운 나게 하는 약은 없습니까?"

우리나라 고령자들은 몸을 움직이는 운동보다 약을 선호하는 경향이 강하다. 궁금증 또한 운동에 대한 것보다는 약에 대한 것이 훨씬 더 많다. 일본 고령자들과 가장 큰 차이점이라고 생각한다. 일본에서는 기본적으로 노년의 삶은 연금과 근력이 결정한다는 생각이 널리 퍼져 있다. 사회적으로 고령자들이 근력 강화 운동을 실천할 수 있는 여건이 잘 갖춰져 있고, 고령자들 개인의 노력이 더해져 건강한 초고령사회로 나아가려는 움직임이 활발하다.

고령자 집단 거주 주택에서는 매일 일정 시간을 정해 근력 강화 운동을 시키기도 하고, 허약 및 낙상 예방 서포터 연수를 받은 사람들이 보건소나 구청에서 자발적으로 지역 주민을 모아놓고 운동을 지도한다. 심지어 노래방 회사들도 '음악 근력 강화 운동'을 벌인다. 나 역시 일본에서 가장 큰 노래방 회사인 D사의 요청으로 낙상 예방 근력 강화 운동 8개와 요실금 예방 근력 운동 6개를 개발한 적이 있다. 이처럼 일본에서는 보건소나 구청, 지역에서뿐만 아니라, 심지어 노래방 회사까지도 고령자들의 건강 증진 활동에 전념하고 있다.

노쇠를 예방하는 가장 효과적이고 손쉬운 방법은 '근육 키우기와 근력 강화'다. 이것은 약이 아닌 근력 강화 운동으로만 가능하다. 대도시 고령자들 75세 이상 1,300명을 대상으로 4년간 추적 조사한 결과, 운동 습관이 있는 고령자들의 경우 4년 후 생활 기능 저하가 현저하게 억제된다는 사실이 밝혀졌다. 운동 습관이 건강한 노화의 비결이라는 말이 여기서 나온다.

'걷기'만으로는 부족하다

⋮

보건소에서 검사를 한 후 근감소증이라는 결과가 나오면 납득할 수 없다는 어르신들이 있다.

"나는 매일 40분씩 걷기 운동을 하고 있습니다. 내 나름대로 열심히 운동을 하고 있는데 왜 근감소증인 거죠?"

걷기가 좋은 운동인 것은 분명하다. 남녀노소 누구나 손쉽게 할 수 있으며 쉬운 방법에 비해 혈액순환 촉진, 생활 습관병 예방, 다이어트 효과, 신진대사 촉진, 스트레스 해소, 뇌 활성화 등 얻을 수 있는 효과는 무궁무진하다.

그러나 매일 걷기 운동을 한다고 노화까지 막을 수 있는 것은 아니다. 일본에서 가장 많이 걷는 곳으로 알려진 아이치현 주민들을 대상으로 걷기 운동이 노화 예방에 얼마나 도움이 되는지 연구를 진행했다. 결과는 예상 밖이었다. 6년 동안 걷기 운동을 열심히 했어도 악력 11%, 등 근력 25%, 수직 뛰기 20%, 심폐 기능 12%가 저하된 것으로 나타났다. 열심히 걷기만 하면 언제까지나 건강을 지킬 수 있을 것이라는 믿음이 깨진 순간이다.

걷기만으로는 부족하다는 사실이 밝혀지면서 일본에서는 근력 강화 운동 붐이 일어났다. 지역 사회에서 다양한 근력 강화 운동 프로그램이 펼쳐지고 어르신들끼리 모여 노쇠에 대처하기 위해 근력 강화 운동을 열심히 하게 되었다. 그 결과 현재 75~79세의 근력과 보행 속도는 10년 전 65~69세와 거의 비슷해졌다. 일본은 근력 강화 운동 후 10년 더 젊어진 셈이다.

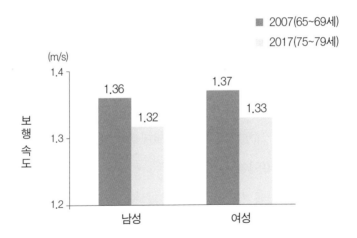

▲ 2007년 65~69세와 2017년 75~79세의 보행 속도 비교:
나이가 들어도 보행 속도가 거의 비슷하다.

일본은 지금 10년 더 젊어졌다

⋮

근육과 근력에 대한 가장 흔한 오해 중 하나가 고령자의 근력은 향상되기 어렵다는 것이다. 하지만 전혀 사실이 아니다. 고령자도 노력하면 얼마든지 원하는 만큼 근력을 향상시킬 수 있다.

2015년부터 3년간 아타마현 후지미노시에서 근력 강화 운동 교실을 실시한 결과를 보자. 40세 이상의 후지미노시 주민 120명을 모집하여 6개월간 근력 강화 운동을 진행했다. 그리고 이들을 대상으로 2016년과 2017년에 운동 지도를 반복했다. 40세 이상 주민을 대상으로 참가자를 모집했지만 가장 많은 연령대는 70대였고, 참가자 120명의 평균 연령은 71.8세였다. 그렇다면 평균 72세에 가까운 사람들의 근력은 3년 동안 얼마나 향상되었을까?

2015년 9월에 평균 4.8회에 불과하던 윗몸일으키기 횟수는 3년이 지난 2017년 12월에는 12.1회로 7.3회가 증가하였고, 보행 속도 역시 3년간 12.1%가 개선되었다. 나이는 세 살 더 먹었지만 근력은 더 향상되었다. 나이를 거꾸로 먹은 셈이다.

근력 강화 운동 교실 참가자

40대	50대	60대	70대	80대	평균 연령
1명	8명	26명	74명	11명	71.8세

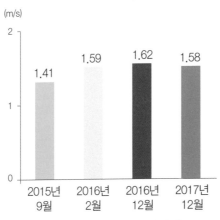

▲ 3년간 보행 속도의 변화

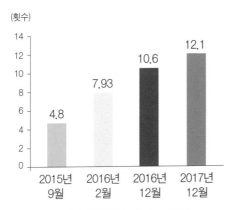

▲ 3년간 윗몸일으키기의 변화

이전까지만 해도 고령자들의 근력 강화에 대해서는 '천장 효과'가 상식처럼 통용되었다. 쉽게 말해 근력이 어느 정도 향상되면 '천장'에 막혀 더 이상 증가하지 않는다는 뜻이다. 하지만 고령자도 운동을 하면 한계 없이 상당 수준까지 근력이 향상된다. '나이가 들었으니까 더 이상은 안 돼'라는 한계를 둘 필요가 없다.

근육 박사가 알려주는
최고의 생활 습관

장수 마을의 비밀

⋮

아사히TV에서 장수 마을로 알려진 곳의 고령자들의 생활 습관과 장수 비결에 대해 방송을 한 적이 있다. 나는 그때 고령자들의 생활을 3일간 집중 촬영한 화면을 보며 장수 비결을 분석해서 설명했었다.

관찰 지역의 한곳은 도쿄의 북쪽에 위치한 사이타마현이었다. 사이타마현은 일본 통계상 노년 허약과 요양 노인 수가 가장 적은 곳이다. 우리나라로 치면 경기도 지역으로 도쿄로 출퇴근하는 사람들이 많이 거주하고 있다. 나는 방송국에서 찍어온 이곳 고령자들의 일상생활을 보며 왜 이 지역 사람들에게 허약이 적은지 여러 가지 각도에서 분석을 했다. 그 결과 세 가지 특징이 있었다.

① 반려견과 산책한다.

촬영 내용을 분석하면서 혼자 산책을 하는 것보다는 개와 함께 산책을 할 때 근력을 훨씬 더 사용하게 된다는 사실을 알게 되었다. 개와 함께 산책을 하면 개에게 끌려가지 않으려고 힘을 쓰기도 하고 오지 않으려는 개를 끌어당기기도 해야 한다. 가볍게 뛰기도 하고 개가 가고 싶어 하면 평평하지 않은 길도 가야 한다. 개가 똥을 싸면 허리를 굽혀 뒷수습도 한다. 혼자 산책을 할 때는 사용하지 않았을 근육을 자연스럽게 사용하게 되는 것이다.

사이타마현에 있는 독쿄대학独協大学 의학부 재활의학과와 공동으로 실험을 해봤다. 개와 산책을 할 때는 혼자 산책을 할 때보다 다리와 허리 근전도가 더 높게 나타났다. 즉 다리와 허리 근력을 더 많이 사용하고 있었다. 나는 독거노인이나 노부부에게 반려견과 생활하는 것을 적극 권유하는 편이다. 개가 있어 몸을 움직일 일이 많아지고 개에게 이야기도 걸면 스트레스도 풀리고 우울감도 줄어드는 효과가 있다.

② 일상적으로 운동을 즐긴다.

사이타마현은 공원 운동 시설이 잘 정비되어 있어서 평일 아침 산책뿐 아니라 주말에 축구나 야구 등과 같은 생활 운동을 하는 사람들이 많았다.

③ 자전거를 탄다.

일본도 우리나라와 마찬가지로 자동차 생활 문화가 정착되어 있다. 그런데 사이타마현은 자전거를 많이 사용하고 있었다. 집에서 전철역까지 자전거를 타고 가는 사람들이 압도적으로 많았다. 역 주변에 자전거 주차 시설이 완벽하게 정비되어 있어서 주민들이 편리하고 쉽게 자전거를 이용할 수 있었다.

내가 이 방송을 통해 가장 강조한 것은 일상생활 속에서 부지런히 움직이는 습관이다. 개와 함께 산책을 하고 공원에서 일상적으로 운동을 하고 자전거로 역까지 출퇴근하는 것, 하루하루로 보면 짧은 시간이지만, 1년, 2년, 10년 계속 이런 생활을 하면 인생의 운이 바뀐다.

현재 자신의 몸은 지금까지 살아온 30년, 40년, 50년 동안 유지한 생활 습관의 결과물이다. 거꾸로 말하면 그렇기 때문에 지금이라도 생활 습관을 바꾸면, 건강하지 않다고 하더라도 충분히 건강해질 수 있다는 뜻이기도 하다.

건강 장수를 지키는 생활 습관

⋮

시즈오카와 나고야의 노인주간보호센터에서 6개월간 허약 회복 근력 강화 운동 프로그램을 진행했을 때 이야기다. 오후 2시 반에서 3시까지, 30분을 운동 시간으로 할애받았다. 노인주간보호센터에 나오는 고령자들은 돌봄 서비스가 필요한 허약한 분들이라 30분 동안 운동을 할 수 없다. 그래서 첫 1주 동안은 5분 운동하고 10분 휴식하고, 다시 5분 운동하고 10분 휴식하는 식으로 진행했다. 2~3주차에는 1~2

분씩 운동 시간을 늘리고 휴식 시간은 줄이는 식으로 조금씩 운동 시간을 늘려갔다. 그런데 그중 한 분이 유독 눈에 띄게 좋아졌다. 모두들 비결이 무엇인지 궁금해했다.

"어쩜 그렇게 건강해지셨어요?"

"가르쳐준 운동을 해보니까 아주 좋더라고요. 그래서 집에 가서도 시간만 나면 혼자서 운동을 했어요."

아는 것과 실천은 다르다. 노인주간보호센터의 다른 어르신들도 모두 똑같이 운동을 배웠지만 그분처럼 집에서 시간이 날 때마다 혼자 운동을 한 사람은 없었다. 고령자들에게 건강 강연을 할 때 제일 강조하는 이야기 중 하나가 '습관화'하라는 것이다.

"오늘 배운 운동을 다 실천하라는 이야기는 하지 않습니다. 여러분들의 일상생활을 돌아보고, 오늘 배운 것 중에서 실천할 수 있는 내용이 있으면 꼭 자기 것으로 만들어서 해보세요."

고령자들뿐 아니라 젊은 사람들도 하지 않던 운동을 시작하면 금방 건강이 좋아질 것 같은 기대감이 든다. 그래서 하루 이틀은 열심히 하지만 3일째가 되면 그만둔다. 작심삼일이다. 3일 하다 그만두면 3일 동안 운동을 한 것이 아니라 피로가 쌓이는 노동을 한 것밖에 안 된다.

다음은 내가 건강 강연 중 항상 소개하는 생활 속 운동법이다. 실천할 때는 운동한다는 생각을 하지 말고 습관처럼 움직이자. 가만히 앉아 있지 말고, 일상생활 속에서 계속 몸을 움직이는 습관을 들였으면 한다. 물론 나 역시 시간이 날 때마다 항상 실천하는 운동이다.

① 버스를 기다리며 손가락 마디를 굽힌다.

고추장통이나 잼통, 꿀통 등의 뚜껑이 안 열릴 때가 있다. 그러면 대부분 "누가 이렇게 뚜껑을 세게 닫아놨어?"라고 투덜거린다. 하지만 누가 병을 꽉 닫아서 안 열리는 게 아니라, 자신의 손힘이 약해졌다는 신호일 수 있다. 손힘, 즉 악력은 노쇠나 근감소증의 주요 평가 항목 중 하나다. 행주를 짠다거나, 물병을 들거나 하는 것 모두 악력이 필요한 움직임이다. 악력은 일상생활과 연관이 많은 근력 중 하나다.

버스나 지하철을 기다릴 때 가만히 서 있지 말고 손가락 힘을 키우는 체조를 하자. 양손을 쫙 편 다음, 두 번째 손가락 마디를 축으로 굽혔다 폈다 한다. 포인트는 손가락을 굽힐 때도 힘을 주고 펼 때도 힘을 주는 것이다.

"이렇게 한 달 동안 악력 체조를 했는데도 병뚜껑이 잘 안 열리면 저한테 이의를 제기하세요."

농담처럼 이야기하지만 정말 효과가 좋은 악력 향상 운동으로 노쇠나 근감소증 관련 강연에서 많이 알려주는 간단한 손가락 체조다.

② 앉으면 무릎에 수건을 끼우고 조인다.

하루 중 가장 자주 앉아 있는 자리(소파, 의자) 옆에 두꺼운 수건을 둥글게 말아서 놓거나 쿠션, 물렁한 공 등을 놓아둔다. 그리고 그 자리에 앉으면 무릎 사이에 끼우고 양 무릎을 조였다, 풀었다 한다. 텔레비전을 보면서도 습관처럼 무릎에 끼우고 운동을 한다.

외출을 해도 할 수 있다. 버스나 전철에 앉아서 졸지 말고 눈을 감은 상태에서 항문을 쥐었다 풀었다 한다. 매우 효과적인 골반저근 운동이다. 다른 사람이 보기에는 졸고 있는 것처럼 보여도 요실금 예방을 위해 운동을 하는 중이다.

"앉으면 습관처럼 항문을 조이세요."

내가 항상 하는 이야기다. 물론 나도 실천하고 있다.

③ TV를 보다 광고가 나오면 무릎을 쭉 편다.

"텔레비전 볼 때는 열심히 보고 광고 시간에는 무릎을 펴며 근력도 강화시키고 피로도 푸세요."

드라마든 예능이든 재미있게 보다가 광고가 나오면 허리를 펴고 바로 앉아서 양발을 약간 들고 무릎을 쭉 편다. 이때 발끝을 무릎 쪽으로 당기며 발꿈치로 밀어내듯이 무릎을 펴면 허벅지에 힘이 많이 들어간다. 간단히 할 수 있는 하체 근력 운동이다.

④ 경사가 나오면 빨리 걷기 구간이라 생각한다.

걸을 때도 경사가 나오면 조금 빠르게 올라가는 습관을 들이면 좋다. 걷다가 언덕이 나오면 건강 증진을 위한 보너스라고 생각하고 조금 빠르게 올라간다. 종아리 근육이 굉장히 튼튼해진다. 종아리 근육이 튼튼해지면 몸이 앞으로 넘어지지 않게 지지할 뿐 아니라, 걸음걸이에 힘이 생긴다. 종아리 근육은 하체에 혈액이 정체되지 않게 정맥혈류를 심장으로 돌리며 혈액순환에 중요한 역할을 하므로 심장 건강에도 도움이 된다.

⑤ 서서 일할 때 잠깐씩 엉거주춤한다.

집 안에서는 싱크대보다 더 좋은 운동 장소는 없다. 설거지할 때 무릎을 약간만 구부리면 하체 근력 강화에 큰 도움이 된다. 또한 양치질을 할 때 무릎을 구부리고 하면 좋은 하체 근력 운동이 된다. 아침에 3분, 저녁에 3분 엉거주춤한 자세로 양치질을 하면 하루 6분 다리 근력 운동을 하는 셈이다.

PART

2

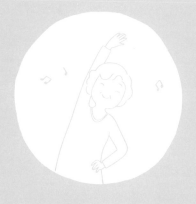

하루 10분

근력 강화 운동은

건강 장수를

보장한다

나이가 들면 운동을 해도 근력이 늘지 않는다는 잘못된 생각 때문에
고령자들은 운동을 시도조차 하지 않는다.
집에서 쉽게 할 수 있는 운동을 매일 10분만 꾸준히 해도
1년이 지나면 현재 근력의 20%까지 늘어날 수 있다.
그렇게 되면 노년 건강 유지의 최대 복병인 낙상 사고가 줄고,
사회 참여 활동은 늘어나 허약도 예방된다.
하루 10분 근력 강화 운동으로 건강 수명을 늘릴 수 있다.

중년 이후에는
새로운 운동 개념이 필요하다

운동 경험을 쌓자

:

"운동을 싫어하는 분 있으시죠?"

"운동을 해보지 않은 분 있으시죠?"

허약이나 낙상 예방 운동 교실에 참석한 어르신들 중 30~40%가 손을 든다. 그런 어르신들에게 운동을 알려주면 겁부터 낸다. '얼마나 힘이 들까', '얼마나 할 수 있을까', '시도는 하겠지만 자신은 없다' 이런 표정들이다. 운동이라고 하

면 힘 있고 건장한 사람들이 무거운 기구를 들었다 놨다 하
거나, 축구나 조깅처럼 땀을 뻘뻘 흘리며 격렬하게 뛰는 모
습을 떠올린다. 그래서 운동은 어르신들이 하기 힘들고 어려
우며 나이가 많은 사람에게는 맞지 않는다는 선입견이 있다.

우리가 일반적으로 떠올리는 운동은 건강하고 체력이 좋
은 사람들이 하는 운동이다. 하지만 고령자는 그런 운동을
흉내 내서는 안 된다. 평소 건강하지도 않고 체력도 떨어져
있는 고령자에게 맞는 운동은 따로 있다.

일단 의자에 앉아서 하는 운동부터 시작한다. 운동이라기
보다는 움직임에 가깝다. 운동 경험이 없거나 체력이 많이
떨어진 고령자들이라면, 먼저 팔을 가볍게 비틀어보고 어깨
를 천천히 크게 앞뒤로 돌려보고 팔꿈치를 천천히 옆으로 올
렸다 내리고 허리를 가볍게 앞뒤로 굽혀본다. 어느새 어딘가
모르게 몸이 가벼워지고 시원해지는 느낌이 든다. 가벼운 동
작을 두서너 개 따라 해보게 하고 다시 물어본다.

"어떠세요? 힘드세요?"
"아니요. 이 정도면 할 수 있습니다."
"오늘 한 운동이 가능한 분들은 앞으로 제가 알려드릴 운

동은 얼마든지 할 수 있습니다. 여러분이 될 수 있도록 책임지고 안내하겠습니다."

지금까지 사용하지 않았던 부위를 움직이고 가볍게 자극을 주면, 몸을 움직이는 게 얼마나 필요하고 중요한지 느끼게 된다. 체력과 기력이 없고 생활에 불편한 점이 많았던 어르신들도 '아! 내가 할 수 있는 운동이 있구나!', '나도 할 수 있구나!'라고 운동에 자신감을 갖게 된다.

이 책에서 소개하는 운동의 가장 큰 장점은 중간에 그만두는 사람이 거의 없다는 것이다. 2018년 9월에 시작해 12월에 끝난 3개월간의 근감소증 개선 근력 강화 운동 프로그램 참여자 130명 중 중간에 운동을 그만둔 참여자는 3명에 불과했다. 127명이 3개월간 운동을 지속했다. 운동에 대해 새로운 경험을 하고 나면, 한 번도 운동을 해본 적 없던 어르신들도 너무나 잘 따라온다.

특별한 도구를 사용하지 않고 집에서 혼자 맨몸으로 하는 운동으로도 충분히 효과를 볼 수 있다. 고령자들이 체력과 건강을 유지하면서 일상생활에 불편한 점을 극복하기 위해서 하는 근력 강화 운동과 젊은 사람들이 실시하는 근력 강화 운동은 질적으로 양적으로 다르다. 젊은 사람의 운동법을 흉내 내지 말고, 고령자에게 필요한 근력 강화 운동을 생활화하는 것이 바람직하다.

일상생활의 불편함을 해소하는
운동부터 시작한다

TV 건강 프로그램에 출연해 고령자 근력 강화 운동에 대해 강의를 하고 나면 전국 각지에서 연락이 오곤 한다. "이런 증상이 있고 이런 불편함이 있는데 어떤 부위의 근력 강화 운동을 어떻게 하면 좋습니까?" 이런 내용들이 많다.

한 번은 아오모리에 사는 한 여성에게서 연락이 왔다. 아버지가 자세가 구부정해서 잘 먹지도 잘 걷지도 못한다고 말했다. 상체 근력이 떨어져 구부정해지면 소화기관이 눌려서 식사량도 줄고 소화도 잘 안 된다. 우선 두 가지 동작을 알려주었다. 가끔 연락을 하며 열심히 해보라는 격려 편지도 보냈다. 3개월 후 여성에게 다시 연락이 왔다. 알려준 동작을

3개월 동안 아버지께 꾸준히 시켰더니 걸음걸이와 자세가 좋아지면서 자연스럽게 식사량도 늘었다고 고맙다는 연락이었다.

앉아 있거나 걷는 것이 가장 큰 불편함이었으므로 거기에 맞는 아주 쉽고 간단한 근력 강화 운동을 알려주었다. 그중 하나가 의자에 앉아서 상체를 앞으로 숙이는 동작이다. 척추를 세우는 기립근을 강화시킬 수 있어 구부정한 자세를 펴는 데 도움이 된다.

요코하마에서 만났던 또 다른 어르신도 있다. 이분은 가벼운 파킨슨 증상이 있어서 첫 걸음이 잘 떼어지지 않는 증상이 있었다. 기본적으로 보폭이 좁고 중심 이동이 잘 안 돼서 걸음걸이가 불안정하고 불편했다. 낙상 위험도 굉장히 높은 상태였다. 의자 뒤에 서서 발뒤꿈치를 들어 올렸다 내리는 동작을 알려주었다. 두 달 정도 후 걸음걸이가 파킨슨 환자인지 모를 정도로 좋아졌다.

노쇠로 인해 일상생활에서 겪게 되는 불편함은 개인마다 다르다. 어떤 사람은 낙상에 대한 두려움이 커서 활동이 위축되고, 어떤 사람은 요실금 때문에 외부 활동을 꺼리게 된다. 노년 운동 목적은 일상생활의 불편함을 해소하는 데 있다. 어떤 부위의 근력 강화 운동을 시작해야 할지는 자신의 일상생활을 가장 불편하게 만드는 문제가 무엇인지에 따르면 된다.

과학적으로 효과가 검증된 근력 강화 운동을 하자

많은 매체에서 건강에 좋다고 소개하는 운동 중 정말 고령자에게 필요한 운동은 얼마나 될까? 고령자의 건강 증진에 도움이 된다는 운동이 정말 검증된 운동일까? 하체 운동의 대명사라고 불리는 스쿼트가 고령자에게도 좋을까?

근력 강화 운동은 근육량 증가와 기능 향상이라는 긍정적 효과를 불러온다. 그러나 무릎 통증이나 허리 통증과 같은 부정적인 결과도 가져올 수 있다. 스쿼트도 마찬가지다. 허벅지 근육 강화에 분명 효과적인 운동이지만 무릎에는 해가 될 수 있다. 그렇기 때문에 근력 강화 운동은 남들이 하는 운동을 흉내 내기 식으로 따라 해서는 안 된다. 과학적으로 효과가 증명되고 검증된 방법을 올바르게 익혀 실천하는 것이 매우 중요하다.

이 책에서 소개하는 노년층을 위한 근력 강화 운동은 검증을 마친 프로그램이다. 이미 일본 지역 사회에서 어르신들의 허약 예방 활동을 위해 널리 보급되어 있다. 각 지역 보건소, 구청, 노인센터, 요양원 등에서 내가 제작한 10여 개의 노년 근력 강화 운동 프로그램이 활발히 사용되고 있다.

단순히 이렇게 하면 좋을 것이라는 머릿속 추측이 아니라, 도쿄 건강장수의료센터 연구소에서 65세 이상 사람들을 10년 이상 추적 관찰하며 만든 운동 프로그램들이다. 즉 시행 전후 얼마나 어떻게 좋아졌는지 조사를 통해 충분히 증명되었다는 뜻이다.

근력 강화 운동의 특징

이 책에서 소개하는 근력 강화 운동의 특징을 소개하면 다음과 같다.

① 일본 최고일 뿐 아니라 세계적으로도 알려진 도쿄 건강 장수의료센터 연구소에서 고령자의 장애 기간 단축과 건강 수명 연장을 목적으로 만들었다.

② 65세 이상 일본 어르신들 23,000명 이상을 대상으로 10년 이상의 추적 관찰 결과를 반영하여 완성되었다.

③ 고령자들이 가지고 있는 노년증후군만의 특성에 맞춰 제작되었다.

④ 일본의 보건소나 구청, 데이서비스센터 등에서 주최하는 낙상 예방, 요실금 예방, 허약 예방, 근감소증 예방 교실에 보급되어 실시하고 있다.

⑤ 집에서 자가 실천할 수 있도록 팸플릿이나 동영상으로 제작하여 배포되고 있다.

⑥ 프로그램의 운동 효과는 과학적으로 분석하여 연구 논문으로 발표되었다.

운동의 기준치는 '다른 사람'이 아닌 '나'의 상태

운동 교실 참가자들이 가장 많이 물어보는 질문 중 하나가 '기준치'에 대한 것이다. 운동 동작을 몇 번 해야 되고 어느 정도 해야 되는지 궁금해한다. 나의 대답은 언제나 똑같다.

"여러분에게는 기준치가 필요 없습니다."

건강한 사람에게는 몇 회를 몇 분씩 하라는 운동 지침이 필요하다. 하지만 여러 가지 기능이 저하된 고령자에게는 이와 같은 지침이 필요 없다. 사람마다 지금까지 살아온 인생 경험, 운동 경험, 가지고 있는 질병, 체력 수준 등 모든 것이 다 다르다. 개개인의 배경이 다르기 때문에 기준치라는 것이 무의미하다. 근감소증이 있거나 낙상 위험이 높거나, 허약한 사람들은 일반적인 기준치를 열심히 따라가려고 해도 도달할 수 없다. 각자 몸 상태에 맞춰 하면 된다.

보통 운동 교실에는 한 번에 20~30명 정도가 함께 참여한다. 함께 운동을 배우다 보니 옆 사람과 경쟁을 하게 된다. 옆 사람이 8번 하면 자신도 억지로 8번을 하려고 한다. '다른 사람은 저런데….' 그러나 다른 사람을 의식할 필요는 없다.

"옆 사람과 경쟁하거나 옆 사람을 의식하지 마세요."

"옆 사람 눈치 봐가며 억지로 더 할 필요 없습니다."

"할 수 있는 선까지만 하고 멈춰도 좋습니다."

운동했을 때 조금 힘이 든다, 조금 땀이 난다, 이것이 자신에게 맞는 운동 강도다. 어떤 사람은 5회, 어떤 사람은 10회, 적정 횟수는 모두 다르다. 지팡이를 짚고 다니는 사람이 조금 힘들다고 느끼는 기준과 혼자서 잘 걷는 사람이 조금 힘들다고 느끼는 기준에는 많은 차이가 있다.

어디까지나 운동 횟수나 강도의 기준은 운동 주체, 본인이어야 한다. 3번 했을 때 힘들다면 거기까지만 한다. 그러다 보면 점점 힘이 덜 든다는 느낌이 든다. 그러면 4번까지 해본다. 4번 했을 때 조금 힘이 들면 4번이 적정 횟수다. 이렇게 점점 횟수를 올리다 다음 단계 운동으로 넘어간다.

한 달 후, 두 달 후, 세 달 후, 시작할 때보다 조금씩 더 나아지고 있다면 그것으로 훌륭하다. 다른 사람과 비교해서 난 체력이 떨어진다든지, 누구는 잘하는데 나는 잘 안 된다든지, 이런 생각은 아무런 의미가 없다. 작년의 나보다, 올해의 내가 나아졌는가, 중요한 것은 이것이다.

노년증후군을 예방하는
근력은 따로 있다

전경골근, 낙상을 예방한다

⋮

나이가 들면 가장 큰 문제가 되는 것이 낙상이다. 낙상의 60%는 걷다가 발생하고, 이 중 40%는 발이 걸려 넘어지는 사고다. 장애물이 있어서가 아니다. 20~25%는 평평한 평지에서 걸려 넘어진다.

고령자 낙상은 주로 허리나 다리 근육의 약화와 관련이 있는데, 그중에서도 특히 발 걸림과 관련이 있는 근육이 전경골근이다. 즉 낙상 예방을 위해 강화해야 할 첫 번째 표적 근육이라고 할 수 있다.

전경골근은 종아리 앞쪽의 정강이 주위 근육으로 발끝을 위로 잡아당기는 역할을 한다. 그래서 노화로 전경골근이 약해지면 보행 시 발끝이 잘 들어 올려지지 않아서 아주 낮은 장애물에도 걸려 넘어지기 쉽다. 전경골근이 발끝을 무릎 쪽으로 잘 들어 올리지 못하면 보폭도 좁아지고 보행 속도도 저하된다.

전경골근은 보행 기능에 매우 중요한 역할을 하는 근육이므로 평상시 발끝을 올리는 체조를 통해 전경골근을 강화시키면 낙상 위험도 줄어들고 보행 기능도 유지할 수 있다.

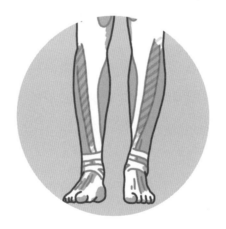

장요근, 걷기에 중요한 근육

장요근은 보행 기능 개선과 낙상 예방, 좋은 자세 유지에 매우 중요한 역할을 하는 근육이다. 장요근은 척추에서 골반 앞쪽을 거쳐 허벅지로 연결되는 근육으로 걷거나 달리기를 할 때 허벅지를 들어 올리는 역할을 한다. 그래서 장요근이 약해지면 걸을 때 다리가 높게 올라가지 않고, 다리가 올라가지 않아서 보폭이 좁아지고 중심이 낮아져 보행 속도가 느려지고 발이 걸려 넘어질 위험성이 높아진다.

장요근은 골반 경사에도 중요한 역할을 한다. 장요근이 약해지면 골반이 뒤로 넘어가게 되어 앉았을 때 허리를 곧게 세우지 못하고 구부정한 자세가 된다. 골반의 양쪽 높이도 달라져 어깨가 한쪽으로 기울어지고 요통이 원인이 된다.

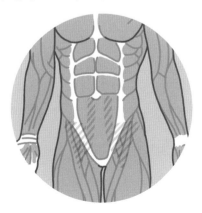

대퇴사두근, 일상생활을 좌우한다

⋮

"건강하게 오래오래 살려면 대퇴사두근을 강화하세요."

건강 교실에서 늘 강조하는 말 중 하나다. 노화는 다리부터라는 말이 있듯, 다리는 나이가 들면서 근감소가 가장 많이 나타나는 부위다. 노년증후군의 직접적인 원인으로 꼽히는 근감소증을 예방하기 위해서는 다리의 근육량을 지키는 게 매우 중요하다.

대퇴사두근은 허벅지 앞부분에 위치한 큰 근육군으로, 외측광근, 내측광근, 중간광근, 대퇴직근, 총 4개의 근육으로 구성되어 있다. 대퇴사두근은 일상생활 중 가장 많이 사용하는 근육 중 하나로 다리를 펴거나 구부리는 역할을 한다. 즉 걷거나 달릴 때, 바닥이나 의자에서 일어서거나 계단을 오를 때, 가장 큰 힘을 낸다.

노년기의 근감소로 인해 대퇴사두근이 약해지면 앉았다 일어서거나 계단을 오르거나 넘어지려고 할 때 몸을 지탱하는 모든 동작이 위태로워진다. 단순히 보행과 관련된 동작뿐 아니라 바닥에서 물건을 들어 올릴 때도 허벅지 힘이 필요하

다. 즉 대퇴사두근의 약화는 허약, 보행 기능 저하, 낙상 등
과 같은 노년증후군뿐 아니라, 일상생활 전반에 걸쳐 불편
을 초래하는 요인이 될 수 있다는 뜻이다. 이 말은 대퇴사두
근을 강화하면 일상생활 중 겪기 쉬운 불편한 증상들을 많이
개선할 수 있다는 뜻이기도 하다.

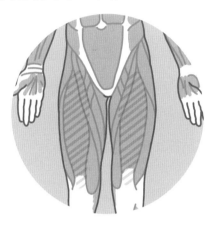

복근, 힘찬 활동의 근원이다

복근은 겉으로 보이는 것보다 많은 역할을 수행한다. 기본
적으로 복근은 내장을 보호하지만, 더 중요한 역할은 따로

있다. 복근이 약해지면 보행 기능과 자세 유지에 문제가 생긴다. 복근은 상체를 굽히거나 펴고, 비트는 움직임을 만들기 때문에 복근이 약해지면 힘 있는 움직임을 만들어낼 수가 없다.

　평소 몸을 움직일 때 몸에 힘이 없는 것도 복근이 약해서일 수 있다. 또한 복근이 약해지면 자세가 반듯하지 않고 구부정해진다. 나이가 들수록 복부 근육을 단련해야 제대로 잘 서고 앉을 수 있으며 움직임이 힘차다. 근육은 서로 짝으로 움직이기 때문에 복근이 약해지면 뒤의 요추 부위의 근육도 제대로 힘을 쓸 수 없어서 요통이 발생하는 요인이 된다.

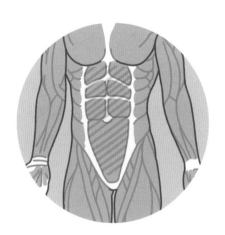

대흉근, 상체를 지탱하는 근육

. . .

    대흉근은 이름 그대로 가슴을 넓게 덮고 있는 삼각형 모양의 큰 근육이다. 가슴 근육은 팔을 안쪽으로 모으거나 무언가를 던지거나 할 때 상체 움직임을 만들어내는 중요한 역할을 한다. 반듯한 자세를 유지하기 위해서도 대흉근이 중요하다. 나이가 들수록 어깨가 안으로 말리고 등이 구부정해지는 것도 대흉근의 약화와 관련되어 있다. 어깨와 가슴을 펼친 꼿꼿한 자세를 유지하기 위해서는 노화로 약해진 대흉근을 강화해야 한다. 상체 근력과 근육량을 유지하는 데 도움이 된다.

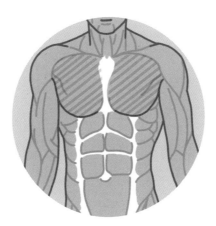

하퇴삼두근, 제2의 심장

하퇴삼두근은 흔히 말하는 종아리 근육으로, 비복근과 가자미근으로 이루어져 있다. 하퇴삼두근은 발목의 움직임을 좌우하기 때문에 보행 기능에 매우 중요한 역할을 한다. 성큼성큼 빠른 속도로 잘 걷는 모습을 보면 발끝으로 지면을 힘차게 밀치면서 나간다. 그런데 노화로 인해 근육의 질과 양이 저하되면 걸을 때 발끝으로 지면을 잘 밀치지 못한다. 보행 시 전경골근이 앞 발끝을 들어 올리는 역할을 한다면 하퇴삼두근은 발로 지면을 밀치는 역할을 한다. 보행에 힘이 없고 보폭이 좁은 데는 하퇴삼두근이 제 역할을 못하는 것도 원인이 된다.

흔히 종아리 근육을 '제2의 심장'이라고 부른다. 하체에 몰려 있는 혈액을 다시 펌프질해 심장으로 보내는 것이 바로 하퇴삼두근이다. 종아리 근육이 힘차게 수축을 하지 못하면 혈액순환이 제대로 되지 않아 심장에 부담이 간다. 종아리 근육이 약해지면 보행 장애뿐 아니라 심장과 혈액순환에도 악영향을 미칠 수 있다는 뜻이다. 또한 종아리 부위는 지방이 적고 보행에 직접적인 영향을 미치는 부위라 근감소증 진단에도 사용된다. 전신의 근육량은 종아리 둘레에 비례하기 때문에 종아리 둘레만 보고도 근감소증 여부를 어느 정도 예측할 수 있다. 따라서 하퇴삼두근 운동을 하면 근감소증 예방에도 도움이 된다.

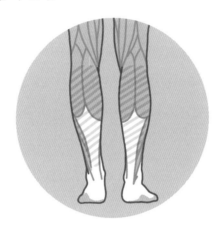

척추기립근, 바른 자세를 유지한다

등에는 척추기립근보다 큰 근육들이 많다. 어깨부터 삼각형으로 내려오는 승모근도 있고, 등 가운데에서 바깥쪽으로 넓게 자리 잡고 있는 광배근도 있다. 노년기에는 겉에서 크게 보이는 승모근이나 광배근보다 척추를 따라 안쪽에 자리 잡고 있는 척추기립근이 더 중요하다. 이름에서 알 수 있듯이 척추를 바로 세워주는 역할을 한다. 목이나 등을 안정적으로 구부리고 펼 수 있는 것은 척추기립근이 든든히 척추를 받치고 있어서다.

척추기립근은 대표적인 자세 유지군이어서 척추기립근이 약해지면 등이 구부정해지고 허리가 굽는다. 앉은 자세나 선 자세, 보행 시 자세가 반듯하려면 무엇보다 척추기립근이 제 역할을 해야 한다. 노년기에 나타나기 쉬운 구부정한 상체를 막는 데도 척추기립근 운동이 반드시 필요하다.

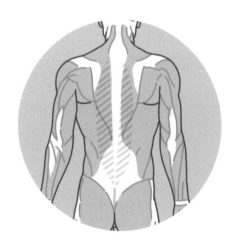

둔근, 몸의 중심축

엉덩이는 우리 몸의 중심이다. 위로는 상체를 받치고 있고 아래로는 다리와 이어진다. 그래서 엉덩이 근육이 약해지면 골반이 비뚤어져 상체가 불안정해지고 걷거나 일어서는 보행 관련 동작에 문제가 생긴다. 상·하체 모든 움직임에 관여하는 매우 중요한 근육이라고 할 수 있다.

엉덩이 근육은 대둔근, 중둔근, 소둔근으로 구성되어 있다. 엉덩이 근육 중 가장 바깥쪽에 자리하고 있는 대둔근은 이름처럼 엉덩이 근육 중 제일 큰 근육이다. 다리를 바깥쪽으로 돌리는 동작이나 허벅지를 뒤로 잡아당기는 역할을 한다. 중둔근은 대둔근 안쪽에 골반과 대퇴골을 연결하는 근육으로 고관절의 움직임과 안정화에 중요한 역할을 한다. 한 발 서기를 할 때 골반이 기울어지지 않는 것도 중둔근이 제역할을 하고 있어서다.

엉덩이 근육이 약해지면 보행이 불안해지고 자세도 불균형해진다. 고관절과 골반의 안정화, 밸런스 기능 유지 등을 위해 노년기에도 엉덩이 근육을 단련해야 한다.

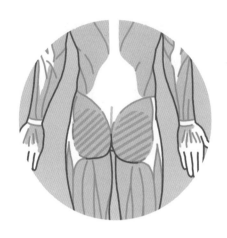

내전근, 바른 걸음걸이를 만든다

⋮

나이가 들수록 다리를 모으고 앉는 것이 힘들다. 내전근이 약해지기 때문이다. 내전근은 고관절의 내전, 다시 말해 다리를 모으거나 골반을 안정시키는 역할을 하는 근육이다. 그래서 내전근이 약해지면 앉아 있을 때 다리가 벌어지는 일명 '쩍벌' 자세를 취하게 된다.

걸을 때 팔자걸음이 심해지는 것도 내전근이 약해졌다는 신호다. 두 발의 각도가 많이 벌어질수록 보폭이 좁아지기 때문에 보행 장애 개선을 위해서도 내전근 운동이 필요하다. 무엇보다 소변을 보고 싶을 때 참지 못하는 배뇨 장애의 가장 큰 원인 중 하나로 꼽히는 것이 내전근의 약화다. 요실금 예방 및 개선과 보행 자세 개선이 필요하다면 내전근 운동을 열심히 해야 한다.

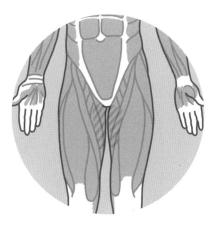

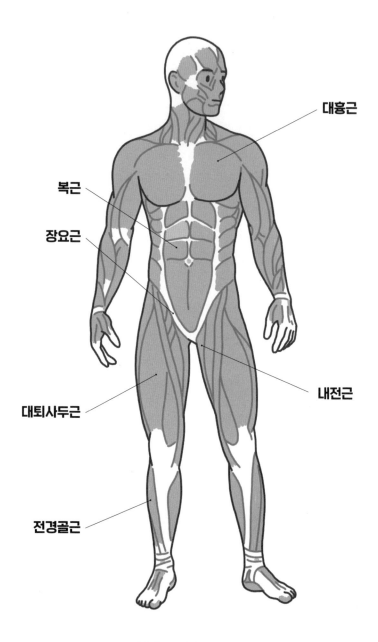

대흉근

복근

장요근

내전근

대퇴사두근

전경골근

▲ 노년증후군 예방에 필요한 표적 근육

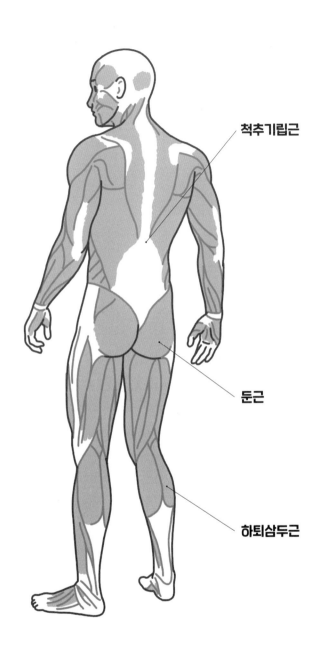

척추기립근

둔근

하퇴삼두근

하루 10분, 노년증후군을 예방하는
전신 근력 강화 운동

하루 10분 투자로 건강 수명을 늘린다

사람은 태어나서 두 손과 두 발을 써서 네 발로 움직이고 신체가 발달하면서 점차 두 발로 똑바로 서서 직립보행을 하게 된다. 그러다 나이가 들면 똑바로 섰던 몸이 점차 구부정해지면서 지팡이를 사용해 세 발로 걷게 된다. 이와 같은 변화에는 항중력근의 역할이 크다.

항중력근은 이름 그대로 중력을 이겨내고 몸을 똑바로 세

위주는 근육이다. 젊었을 때는 항중력근이 튼튼해서 몸을 반 듯하게 일자로 세울 수 있지만, 나이가 들면서 항중력근이 약해지면 몸이 점차 구부정해진다. 그에 따라 걸음걸이에도 많은 변화가 일어난다. 직립보행에 비효율적인 체형이 되기 때문에 보폭도 줄어들고 보행 속도도 느려진다. 조금만 걸어 도 힘이 든다.

건강한 노년기를 보내고 싶다면 항중력근의 약화를 막는 운동을 해야 한다. 항중력근 운동은 자세 유지, 보행 기능 유 지, 노년증후군 예방에 큰 도움이 될 뿐 아니라 일상생활 기 능 유지에도 매우 효과적이다. 오래도록 두 발로 걷고 두 손 을 움직이고 싶다면 항중력근을 부지런히 단련해야 한다.

많은 항중력근이 있지만 그중에서 노년기에 가장 중요한 항중력근은 상체를 곧게 세워주는 척추기립근, 자세 유지와 힘의 원천인 복근, 넘어지지 않고 잘 걷게 해주는 둔근, 하퇴 삼두근, 전경골근, 내전근, 장요근 등이다. 이와 같은 근육을 고루 단련할 수 있는 운동을 꾸준히 실시한다면 노년에도 원 하는 대로 움직이며 활기차게 살 수 있다.

살아 있는 한 내 손발로 움직이고 싶다면 미리미리 준비를 해야 한다. 20대부터 80대까지 근력의 변화를 분석한 나의 연구 결과에 의하면 남자는 60대부터, 여자는 50대부터 근력의 감소 속도가 빨라진다. 적어도 이 시기부터는 적극적인 근력 강화 운동이 필요하다는 뜻이다. 오늘부터 하루 10분의 근력 강화 운동으로 노년기를 대비한 '근육 연금'을 부어보자.

근력 강화 운동을 실시하기 전 다음 내용을 알아두면, 운동 효과를 두 배로 높일 수 있다.

① 어느 부위의 근력 강화가 필요한지 파악한다.

강화해야 할 부위의 우선순위는 사람에 따라 다르다. 잘 넘어지는 사람, 요실금이 있는 사람, 무릎 통증이 있는 사람 등에 따라 먼저 강화해야 할 부위가 다르기 때문이다.

② 아주 가벼운 단계부터 시작한다.

고령자 운동에 있어서 가장 중요한 것 중 하나는 부작용, 즉 운동이 신체에 주는 스트레스를 최소화하는 것이다. 자기 자신의 체력 수준에 맞춰 점진적으로 운동 강도를 증가시키는 것이 중요하다. 힘든 운동이 효과가 좋다는 생각은 오해다. 강한 강도로 반복 횟수를 적게 하는 것과 가벼운 강도로 반복 횟수를 많이 하는 것의 운동 효과는 비슷하다. 고령자에게는 가벼운 강도로 반복 횟수를 늘리는 방법이 적합하다.

③ '조금 힘든' 정도에서 멈춘다.

건강한 사람에게는 몇 회를 몇 분 동안 하라는 운동 지침이 필요하지만, 여러 가지 기능이 저하된 고령자에게는 이와 같은 지침이 필요 없다. 몸 상태가 모두 다르기 때문에 각자 몸 상태에 맞춰 하면 된다. 자신이 했을 때 조금 힘이 드는 정도가 자신에게 맞는 운동 강도다. 어떤 사람은 5회, 어떤 사람은 10회, 적정 반복 횟수는 모두 다르다.

3번 했을 때 힘들다면 거기까지만 한다. 3번까지 하다 보면 힘이 점점 덜 든다는 느낌이 든다. 그러면 4번까지 해본다. 4번 했을 때 조금 힘이 들면 4번이 적정 횟수다. 이렇게 점점 횟수를 올리며 운동한다.

④ 맨몸으로 할 수 있는 운동을 생활화한다.

특별한 도구를 사용하지 않고 집에서 혼자 맨몸으로 하는 운동으로도 충분히 효과를 볼 수 있다. 고령자가 건강을 유지하며 일상생활에 불편함을 극복하기 위해서 하는 근력 강화 운동과 젊은 사람들이 실시하는 근력 강화 운동은 다르므로 자신에게 필요한 근력 강화 운동을 생활화하자.

⑤ 준비 운동을 한다.

근력 강화 운동을 실시하기 전에 부상 예방과 효과 증대를 위해 반드시 준비 운동을 실시한다. 나이가 들면 부상의 위험이 증가한다. 혹시 있을지도 모를 운동 중의 부상을 예방하기 위해서는 준비 운동을 하는 것이 중요하다.

⑥ 근력 강화 운동과 걷기 운동을 병행한다.

운동으로 최선의 결과를 얻기 위해서는 근력 운동과 걷기 운동(유산소 운동)을 병행하는 것이 좋다. 일주일에 3회 이상 1회 20분 이상씩 운동을 하는 것이 가장 이상적이며, 근력 강화 운동과 걷기 운동을 1대1 비율로 실시한다.

근력 강화 운동과 걷기 운동을 병행하는 방법

- 걷기 운동은 절반은 빠른 걸음, 절반은 보통 걸음으로 걷

는다. 빠른 걸음일 때는 최대한 보폭을 넓혀서 걷는다.

- 1주일에 3회 이상 집에서 10분간 근력 강화 운동을 한 후 바로 밖에 나가 10분 정도 걷는다.

- 이보다 더 좋은 것은 집에서 20분간 근력 강화 운동을 한 후 밖에 나가 20분간 걷는 것이다.

- 한 번에 20분씩 근력 강화 운동이나 걷기 운동을 하기 힘들다면 집에서 10분간 근력 강화 운동을 한 후 밖에 나가 10분간 걷고 집에 돌아와 물을 한 잔 마신다. 그리고 다시 10분간 근력 강화 운동을 한 후 밖에 나가 다시 10분간 걷는다.

- 혹은 10분간 근력 강화 운동을 한 후 밖에 나가 20분간 걷고 돌아와 물을 한 잔 마시고 다시 10분간 근력 강화 운동을 한다.

- 밖에서 10분간 걷고, 중간에 벤치나 의자 등에 앉아서 10분간 근력 강화 운동을 한 후 다시 10분간 걷고, 다시 10분간 근력 강화 운동을 한다.

전신 근력 강화 운동을 위한 준비 운동

양팔 위로 올려 옆으로 굽히기

① 양발을 어깨너비로 벌리고 서서 양손을 가슴 앞에서 깍지 낀다. 양손을 천천히 머리 위로 올린다.

② 팔꿈치를 편 상태로 상체를 왼쪽으로 기울여 2~3초 간 정지한다. 천천히 상체를 세우고 오른쪽으로 기울여 2~3초간 정지한다. 6~10회 반복하여 상체를 부드럽게 푼다.

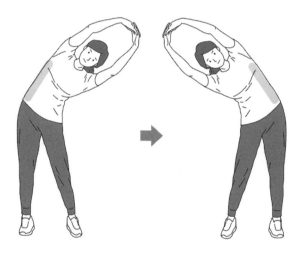

TIP 이때 상체를 옆으로 똑바로 기울이고 반동을 주지 않는다.

허리 굽혀 무릎 펴기

① 양발을 어깨너비로 벌리고 선 후 무릎을 굽히며 상체를 앞으로 숙여 양손으로 발목 뒷부분을 잡는다.

② 양손으로 발목 뒷부분을 꽉 잡은 상태에서 무릎을 펴고 굽히는 동작을 4번 실시한 후 무릎을 완전히 펴고 5초간 정지한다. 4~6회 반복하여 하체를 부드럽게 푼다.

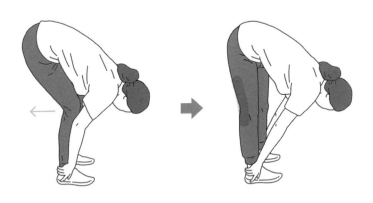

전신 근력 강화 운동

발뒤꿈치 들어 올렸다 내리기

하퇴삼두근을 사용하여 종아리 부위를 단련한다.

① 양발을 조금 벌리고 자연스럽게 선다.

② 발뒤꿈치를 가능한 한 높게 올려서 2~3초 동안 정지한 후 내린다. 6~10회 반복한다.

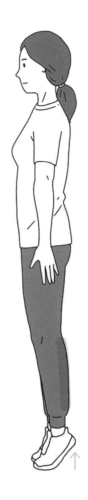

TIP 균형을 잡기 어려우면 벽이나 의자를 잡고 한다.

한쪽 다리 들어 올려 발목 터치하기

장요근을 사용하여 고관절의 심부를 단련한다.

① 양발을 조금 벌리고 자연스럽게 선다.

② 한쪽 다리를 천천히 들어 올려 양손으로 발목을 터치하고 다리를 내린다. 발이 바닥에 닿기 전에 다시 들어 올려 발목을 터치한다. 발목을 터치하는 동작을 4회 반복한 후 발을 완전히 바닥에 내린다. 반대쪽 다리도 실시한다. 총 2~3세트 실시한다.

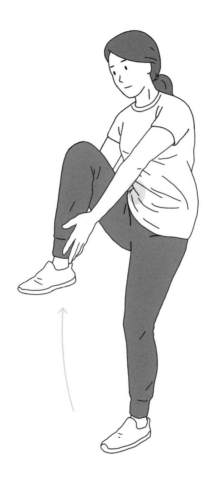

가상의 공 들어 올리기

대퇴사두근을 사용하여 허벅지 앞쪽을 단련한다.

① 양발을 어깨너비보다 넓게 벌린 후 등을 펴고 선다. 이 자세에서 무릎을 깊게 굽히고 앉는다. 팔은 무릎 안쪽으로 가볍게 내리고 양손으로 커다란 공을 잡은 듯한 느낌으로 자세를 취한다.

② 가상의 공을 들어 올리는 느낌으로 무릎을 90도 정도까지 폈다가 다시 공을 내려놓는 느낌으로 무릎을 천천히 굽혀 깊게 앉는다. 공을 들어 올렸다 내려놨다 하는 동작을 6~10회 반복한다.

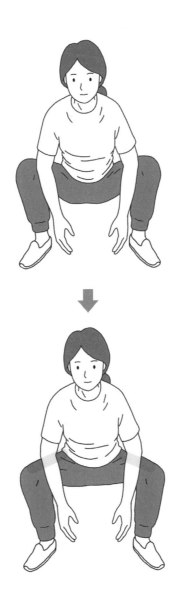

네발 자세로 등 올리고 내리기

척추기립근을 사용하여 등과 척추 부위를 단련한다.

① 양손과 무릎을 바닥에 대고 네발 자세를 취한다.

② 등을 둥글게 말면서 위쪽으로 힘껏 들어 올린 후 원 위치로 돌아온다.

③ 반대로 등을 바닥 쪽으로 최대한 밀어 내린 후 원위치로 돌아온다. 등을 올리고 내리는 동작을 6~10회 반복한다.

TIP 평소 요통이 있는 사람은 무리하지 않는다.

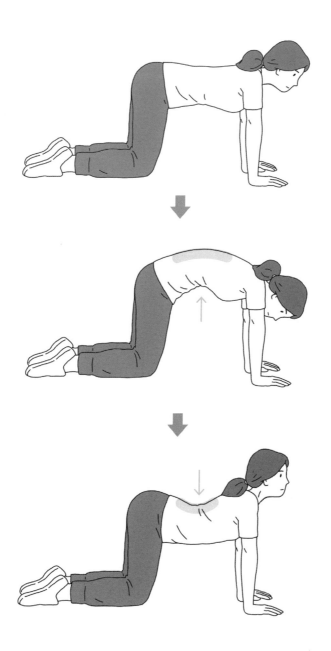

엎드려서 한쪽 다리 올리고 내리기

대둔근을 사용하여 엉덩이 부위를 단련한다.

① 바닥에 엎드려서 양손을 턱 아래로 모은 후 턱을 양
   손 위에 가볍게 올린다.

② 무릎을 편 상태로 한쪽 다리를 들어 올려 2~3초간
   정지한 후 내린다. 4번 반복한 후 반대쪽도 실시한
   다. 총 2~3세트 실시한다.

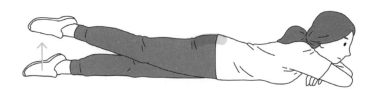

바른 자세는
근력을 강화시킨다

바르게 앉을 수 있는 근육을 키우자

⋮

　바르게 앉기만 해도 근력이 좋아지고 목이나 어깨, 허리 통증도 개선된다. 맞는 말이다. 하지만 이미 근육이 수축되고 근력이 저하된 경우에는 등을 펴고 앉는 것 자체가 대단히 불편하다. 바르게 앉는 법보다는 바르게 앉을 수 있는 근육이 먼저라는 뜻이다. 근육이 온전해야 바른 자세도 잡을 수 있다.

70~91세까지의 고령자 640명을 대상으로 목부터 허리까지의 각도, 쉽게 말해 등이 굽은 정도와 노년증후군과의 연관성을 살펴보았다. 등이 많이 굽을수록 낙상, 보행 기능 저하, 요실금 등의 노년증후군의 발생률이 높게 나타났다. 바른 자세를 유지하고 있다는 것은 자세유지근이 튼튼하고, 그만큼 노년증후군으로부터 안전하다는 뜻이다.

상체에는 척추기립근, 복근, 대흉근, 장요근과 같은 대표적인 자세유지근들이 위치해 있다. 대흉근과 복근이 상체를 펴주고 장요근이 골반을 안정시키며 척추기립근이 등을 세워준다. 여기에 목과 견갑골을 바르게 잡아주는 삼각근과 승모근, 견갑거근과 척추의 밑받침이 되는 엉덩이 근육을 강화시키면 노년기에 나타나기 쉬운 '새우등' 자세를 예방할 수 있다. 전신 근력 강화 운동을 하면서 자세를 바르게 하여 관련 근육을 단련시키자.

의자에 앉으면 처음에는 자세를 의식해 바르게 앉지만 얼마 지나지 않아 바로 자세가 흐트러진다. 장시간 앉아 있는 경우가 많아 의자에 앉을 때의 자세는 무엇보다 중요하다. 다리를 꼬고 앉으면 골반이 뒤틀리기 때문에 반드시 양발바닥은 땅에 붙이도록 한다. 또한 새우등을 하고 허리가 등받이에 닿은 채로 앉지 않는다. 엉덩이를 깊게 넣어 앉으면 어깨가 굽은 자세가 되므로 자세에 신경을 쓴다.

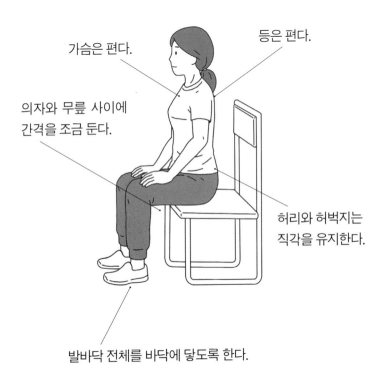

가슴은 편다.

등은 편다.

의자와 무릎 사이에
간격을 조금 둔다.

허리와 허벅지는
직각을 유지한다.

발바닥 전체를 바닥에 닿도록 한다.

걸음걸이는 곧 나이

:

'걸음걸이'에서 '나이'가 드러난다. 젊은 사람처럼 보이기 위해 옷차림이나 화장에 신경 쓰기보다는 하체 근력 강화 운동을 하고 씩씩하게 걷는 편이 좋지 않을까? 걸음걸이를 개선하는 것은 간단하지만, 올바른 걸음걸이를 '지속하는 것'은 어렵다. 근육량이 적고 근력이 저하된 사람은 편하게 움직일 수 있는 걸음걸이를 취하기 때문에 금세 원래 걸음걸이로 되돌아가게 된다. 이 상태를 방치하면 허리가 둥글게 말리고, 보폭은 좁게 종종걸음이 되며, 팔자걸음으로 걷는 노인 특유의 걸음걸이로 변해버린다.

바르게 걷는 데 가장 중요한 근육은 대퇴사두근이다. 허벅지 앞쪽에 크게 자리하고 있는 대퇴사두근은 일어서고 걷고 뛰는 거의 모든 움직임에 주도적인 역할을 한다. 대퇴사두근이 튼튼해야 무릎을 들어 올려 힘차게 걷고 계단을 오를 수 있고 넘어지려고 할 때 지탱을 할 수 있다. 대퇴사두근을 중심으로 해서 보행 기능과 관련 있는 근육들을 단련한다면 언제까지나 두 발로 힘 있게 걸을 수 있다.

걷는 것만으로 운동이 될 수 있기 때문에 무엇보다 제대로 걷는 것은 아주 중요하다. 보행 속도를 높이고 보폭을 크게, 양발 사이 간격은 좁게 한다. 발끝 각도 및 보행 시 발을 디딜 때의 각도는 직선이 되도록 걸어야 건강 유지에도 도움이 된다. 발뒤꿈치부터 착지하여 뒤에서 앞으로 무게중심을 이동시켜 다리를 확실히 뒤로 걷어 차올리는 것도 중요하다. 하지만 무릎이나 허리에 통증이 있는 경우는 무리해서 걷지 않도록 해야 한다.

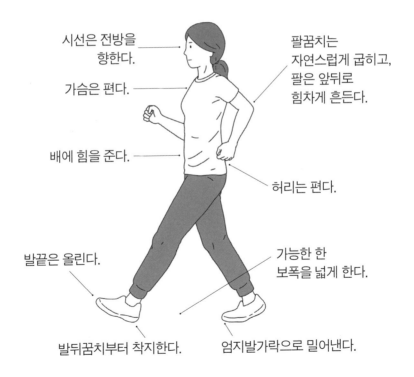

시선은 전방을 향한다.

가슴은 편다.

배에 힘을 준다.

발끝은 올린다.

발뒤꿈치부터 착지한다.

팔꿈치는 자연스럽게 굽히고, 팔은 앞뒤로 힘차게 흔든다.

허리는 편다.

가능한 한 보폭을 넓게 한다.

엄지발가락으로 밀어낸다.

바르게 서는 것부터 시작하자

⋮

설 때는 상체 근육과 하체 근육을 모두 사용하기 때문에 바른 자세를 유지하며 서는 것은 아주 중요하다. 나쁜 자세를 오래 지속하고 있으면 근육이 약해질 가능성이 있다. 배가 나오고 등이 굽고 어깨가 솟고…. 이런 것은 모두 자세를 바르게 하면 얼마든지 해결할 수 있다.

서 있을 때 새우등이 되지 않도록 의식하면서 배를 앞으로 내밀지 않고 있도록 한다. 또한 허리를 젖히면 허리에 부담이 많이 가는 것을 명심하자. 자세에 따라 젊어 보이기도 하고 나이가 들어 보이기도 하기 때문에 서 있을 때 바른 자세를 유지하도록 하자.

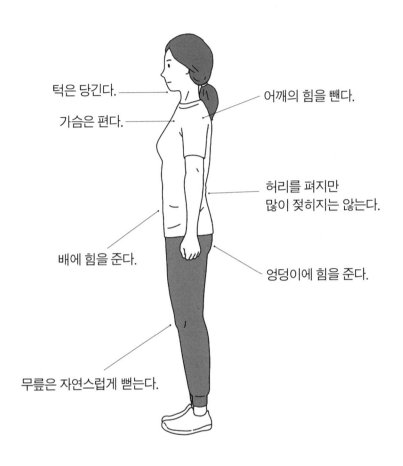

턱은 당긴다. ──

가슴은 편다. ──

── 어깨의 힘을 뺀다.

── 허리를 펴지만
많이 젖히지는 않는다.

배에 힘을 준다. ──

── 엉덩이에 힘을 준다.

무릎은 자연스럽게 뻗는다. ──

PART

3

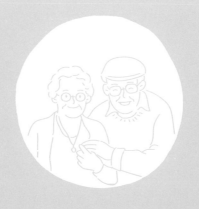

5대 노년증후군별

근력 강화 운동

노년증후군인 허약, 근감소증, 낙상,
보행 기능 저하와 요실금 예방 및 회복 운동을 알아보자.
운동을 할 때는 무리하지 않는 것이 중요하다.
운동을 하다 힘이 들면 멈추고 휴식을 취하자.
만약의 사고를 대비해 준비 운동을 반드시 실시한다.

노년증후군
예방 준비 운동

운동을 시작하기 전에

:

　근력 강화 운동 전에는 부상 예방과 효과 증대를 위해 반드시 준비 운동이 필요하다. 지금부터 소개하는 준비 운동을 근력 강화 운동(요실금 제외)을 하기 전에 실시한다. 소개하는 운동은 1단계와 2단계로 나누어져 있다. 1단계 운동을 쉽게 따라 할 수 있으면 2단계 운동으로 넘어가자.

근력 강화 운동을 하기 전에 알아두자!

❶ 자신의 건강 상태나 질병 상태 등을 충분히 파악한 후 결코 무리하지 말고 각 동작을 천천히 자기 페이스대로 실시한다.

❷ 단기간에 큰 효과를 기대하기보다는 장기간에 걸친 점차적인 증대 효과를 기대한다.

❸ 순간적으로 큰 힘을 발휘하는 동작은 초기 단계에는 실시하지 않는다.

❹ 피로하지 않을 정도로만 하고 충분한 수분을 섭취한다.

❺ 준비 운동 후 근력 강화 운동을 실시한다. 특히 허리와 무릎에 부담이 가는 운동은 주의한다.

❻ 운동 중 자극이 가는 부위를 의식하면서 실시하면 더욱 효과적이다.

❼ 1단계가 쉬워지면 2단계로 넘어간다. 정해진 기준은 없다. 어디까지나 자신의 몸 상태에 맞춰 진행한다.

❽ 운동은 즐겁게 하는 것이 중요하다. 즐기면서 해야 기분

이 좋아지고 계속할 의욕이 살아난다.

⑨ 자기 자신의 변화(신체적, 정신적, 심리적)를 자각하면서 실시해야 운동을 지속할 수 있다.

⑩ 최대의 효과를 얻기 위해서 근력 강화 운동과 걷기 운동 (88p)을 병행한다.

팔꿈치 쭉 펴고 팔 비틀기

① 의자에 등을 펴고 앉아 양팔을 가슴 앞으로 뻗으며 팔꿈치를 편다.

② 손등이 마주보도록 천천히 힘껏 팔을 안쪽으로 비틀고 바깥쪽으로도 비튼다. 6~10번 반복한다.

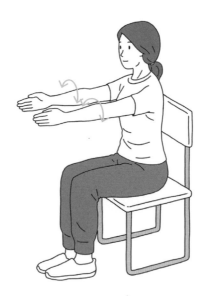

TIP 팔꿈치를 펴고 실시한다.

팔꿈치 올리고 내리기

① 의자에 등을 펴고 앉아 팔꿈치를 구부려 엄지손가락
을 어깨에 가볍게 올린다.

② 숨을 들이마시며 팔꿈치를 되도록 높게 올린 후 숨
을 내쉬면서 팔꿈치를 내린다. 어깨높이보다 높게
올릴수록 자극이 커진다. 8~10회 반복한다.

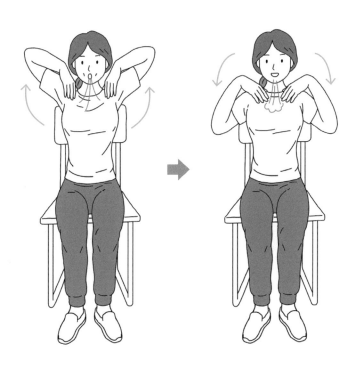

상체 앞으로 굽히기

① 의자에 등을 펴고 앉아 양손을 무릎 위에 가볍게 올린다.

② 숨을 들어마시고 내쉬면서 인사를 하듯 천천히 상체를 앞으로 굽혔다 천천히 일으킨다. 6~10회 반복한다. 처음에는 양손으로 무릎을 살짝 밀면서 상체를 일으키고 적응이 되면 손힘을 쓰지 않고 허리의 힘으로만 상체를 일으킨다.

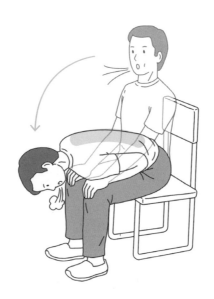

다리 뒤쪽 펴기

① 의자 앞쪽에 걸터앉아서 한쪽 다리를 편다.

② 고관절 부위에 양손을 대고 등을 편 상태에서 숨을
   내쉬면서 허리부터 천천히 굽혀 내려간다. 허벅지
   뒤쪽, 무릎 뒤쪽, 종아리를 충분히 늘인 후 천천히
   상체를 일으킨다. 3회 실시한다.

③ 발끝을 무릎 쪽으로 당겨 다리 뒤쪽을 충분히 늘인
   상태로 상체를 숙였다 세우는 동작을 다시 3회 실시
   한다. 반대쪽 다리도 같은 방법으로 실시한다.

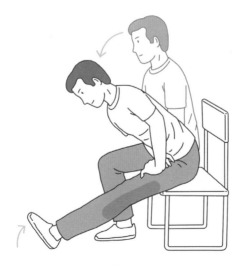

팔 좌우로 흔들기

① 양발을 어깨너비로 벌리고 자연스럽게 서서 양팔을 몸통에 휘감는 느낌으로 좌우로 흔든다. 팔에 힘을 주지 않고 최대한 자연스럽게 흔든다.

② 처음에는 팔을 작게 4회 휘감으며 돌리고 점차 크게 4회 휘감으며 돌린다. 총 2세트 실시한다.

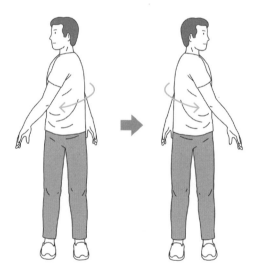

TIP 무릎을 조금 굽혀서 실시해도 좋다.

어깨 돌리기

① 양발을 어깨너비로 벌리고 자연스럽게 서서 양 무릎은 가볍게 굽히고 양팔은 양쪽으로 벌려 팔꿈치를 접는다.

② 팔꿈치로 가능한 한 크게 원을 그린다는 느낌으로 뒤에서 앞으로 4회, 앞에서 뒤로 4회 돌린다. 총 2세트 실시한다.

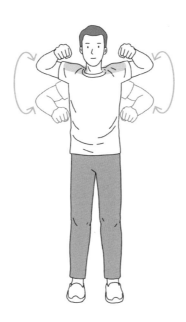

팔 올려 상체 비틀기

① 양발을 어깨너비 정도로 벌리고 자연스럽게 서서 가슴 앞에서 깍지를 끼어 머리 위로 팔을 들어 올린다.

② 숨을 내쉬면서 상체를 한쪽으로 비튼 다음 반대쪽으로도 비튼다. 가능하다면 팔꿈치를 완전히 펴고 실시한다. 총 6~10회 실시한다.

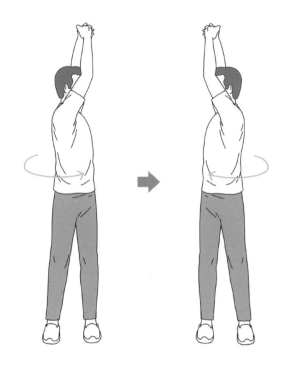

등 뒤로 깍지 끼고 상체 숙이기

① 양발을 어깨너비로 벌리고 서서 등 뒤로 깍지를 낀다.

② 등을 펴고 깍지 낀 손을 조금 들어 올린 후 상체를 90도 정도 앞으로 굽힌다. 천천히 원위치로 돌아온다. 총 6~10회 실시한다.

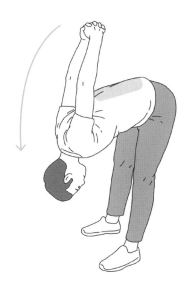

TIP 상체를 숙였을 때 무릎이 구부러지면 안 된다. 무릎은 쭉 편 상태를 유지한다.

허약, 일상생활이
불편해지기 시작한다

눕는 것은 허약과의 타협이다

⋮

　남편은 82세, 아내는 80세가 된 노부부였다. 둘은 여전히 금슬이 좋아서 함께 외출을 자주 했다. 여행도 좋아해서 늘 함께 다녔다. 그런데 어느 날부터 함께 걸을 때면 아내가 뒤처지기 시작했다. 그럴 때면 남편이 채근을 했다.

　"당신, 뭐하고 있어? 빨리 안 오고."

　아내가 도쿄 건강장수의료센터 연구소에서 진행하는 허약

개선 교실에 참여한 후 3개월 만에 상황이 역전되었다.

"나한테 빨리 오라고 하더니, 당신은 뭐하고 있어요? 빨리 안 오고."

이것이 바로 '인생 역전' 아니냐며 운동 교실에 나와 자랑스럽게 말하던 아내분의 만족스러운 얼굴이 떠오른다.

뇌졸중 후유증이 있어야만 걸음걸이가 느려지고 불편해지는 게 아니다. 나이가 들면 전신의 근력이 저하되면서 보폭이 좁아지고 걷는 속도가 떨어진다. 몸에 힘이 없고 조금만 움직여도 피곤해서 천천히 걷게 된다. 그래서 점차 활동량이 줄어든다. 이것이 노년증후군 중 하나인 '허약'이다.

고령자가 되면 서 있는 것보다 앉아 있는 게 편하고, 앉아 있는 것보다 누워 있는 게 편하다. 모두 똑같다. 그러나 이런 생활을 계속하면 여러 가지 신체 기능의 저하가 가속된다. 어르신들에게 강연이나 운동 지도 교실 등에서 항상 하는 말이 있다.

"누우면 편하지만 '허약'에게 지는 겁니다."

나이가 든다는 것은 허약과의 싸움이다. 장기요양보험 자료에 따르면 75세 이상 되는 사람들의 건강 문제 1위는 허약이다. 개인차가 심하다는 것이 노화의 특징이듯 허약도 개인차가 매우 심하다.

허약은 신체적 허약, 사회적 허약(독거 생활, 외출 안 함, 경제적 빈곤 등), 구강 허약(치아 및 잇몸 상태), 인지적 허약(신체적 허약과 경도 인지 기능 장애) 등으로 나뉘는데 이 중 신체적 허약의 판단 기준은 다음과 같다.

① 체중 감소: 6개월간 체중 2~3kg 감소(의도적으로 체중을 감소시키는 다이어트 제외)

② 피로: 2주간 특별한 이유 없이 피로함

③ 활동량 감소: 가벼운 체조나 산책을 포함한 어떤 운동도 하지 않음

④ 악력: 남성 26kg 미만, 여성 18kg 미만

⑤ 보행 속도: 1초당 80cm 이하

위의 내용 중 0개에 해당하면 건강, 1~2개에 해당하면 허약 전 단계, 3~5개에 해당하면 허약으로 판단한다. 허약한 고령자들에게는 어떤 특징이 있을까?

2009~2010년에 걸쳐 72세 이상 고령자 1,683명(평균 연령 79.9세)의 실태를 조사한 결과 허약한 고령자(17.8%)에게는

다음과 같은 문제점들이 발견되었다.

- 체중 감소 18.9%

- 근력 저하 27.9%

- 보행 기능 저하 20.1%

- 활동량 감소 35.6%

- 피로 33.5%

고령자에게 이런 증상이 나타나면 대부분 나이가 들어서 그렇다며 대수롭지 않게 넘긴다. 그러나 허약은 대표적인 노쇠 증상이다. 즉 노년층에게 흔하게 나타나는 '질병'이라는 뜻이다. 허약 단계에서 조치를 취하지 않으면 장기 요양 상태를 앞당기게 된다. 이 말은 허약 단계에서 적극적으로 대응하면 건강 수명을 늘려 활동적인 노년기를 보낼 수 있다는 뜻이기도 하다. 허약을 이겨내는 대책은 다음과 같다.

① 아주 낮은 강도의 활동부터 시작한다.

허약에 대해 세계적으로 가장 많이 처방되는 것은 운동 요법이다. 그러나 허약한 고령자에게 운동을 하라고 하면 할 사람이 거의 없다. 고령자에게는 운동 자체가 굉장한 도전이다. '허약'을 앓고 있는 고령자는 아주 낮은 강도의 운동부터 시작해야 한다. 운동이라기보다는 지금까지 사용하지 않았던 신체 부위를 움직이는 간단한 체조라고 하는 게 더 적합하다. '이 정도로 몸을 움직이는 것으로 효과가 있을까?' 싶은 정도에서 시작해 서서히 강도를 높인다. 운동이 가져오는 효과를 직접 느끼게 되면 아무리 허약한 고령자라고 해도 운동을 잘할 수 있다.

② 운동과 영양 공급, 모두 중요하다.

허약한 고령자와 허약하지 않은 고령자는 식습관에서 큰 차이가 나타난다. 기본적으로 허약한 고령자는 단백질 섭취량이 부족하다. 육류나 생선, 콩류, 유제품 등과 같은 단백질 식품은 근육의 재료가 되는데, 이와 같은 식품의 섭취가 적으면 근육량이 더 빨리 줄어든다. 허약한 고령자에게는 운동과 함께 영양 공급도 매우 중요한 개선 요소다. 고령자라고 해도 근육 운동을 하면서 단백질 식품을 잘 먹으면 근육량이 1~2kg 정도 늘어난다.

허약 고령자 131명을 대상으로 2011년 8월 30일부터 2011

년 11월 25일까지 허약 개선 프로그램을 3개월간 진행해보았다. A그룹(33명)은 운동+영양, B그룹(33명)은 운동+플라시보(위약), C그룹(32명)은 영양, D그룹(33명)은 플라시보(위약)로 총 네 그룹으로 나누어, 운동은 1회당 60분, 일주일에 2번 실시했다.

그 결과는 아주 놀라웠다. 단 3개월 만에 운동을 실시한 그룹의 고령자는 근육량이 증가되었으며 근력 또한 향상되었다. 뿐만 아니라 보행 기능이 큰 폭으로 개선되었다. 게다가 치매와 우울증 위험도 또한 감소했다. 전체 그룹의 50% 이상이 허약 상태에서 정상으로 회복되었지만, A그룹인 운동+영양그룹이 B그룹인 운동+플라시보(위약)그룹보다 회복률이 높았다.

허약 예방을 위해 가장 중요한 것은 보행 기능 향상과 근력 증가, 체중 감소 예방이다. 체중 감소는 근력 강화 운동을 통해 근육량을 늘리면 어느 정도 해소되기 때문에 허약 예방 개선 운동은 보행 기능 개선과 근력 향상에 중점을 두고 진행된다.

보행 기능 개선에 필수적인 대퇴사두근, 전경골근, 하퇴삼두근 등의 하지 근력 운동과 일상적인 동작 중 몸에 힘이 없

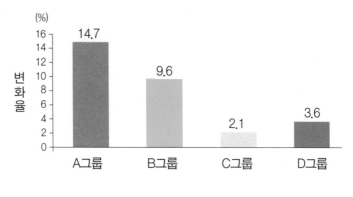

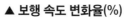

▲ 보행 속도 변화율(%)

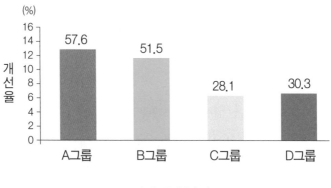

▲ 허약 개선율(%)

는 증상을 개선하는 데 도움이 되는 장요근과 복근 운동을 함께 실시한다. 특히 대퇴사두근과 둔근은 보행 기능과도 관련이 있을 뿐 아니라, 우리 몸의 여러 근육군 중에서도 큰 근육군에 해당하므로 근육량을 늘리는 데도 아주 효과적이다.

양발 들어 무릎 펴기

대퇴사두근을 사용하여 허벅지 앞쪽을 단련한다.

① 의자 앞쪽에 앉는다. 두 다리를 조금 들어 올려 발끝을 무릎 쪽으로 당기면서 발뒤꿈치로 벽을 밀어내듯이 무릎을 쭉 편다. 이때 발뒤꿈치를 의자 높이보다 조금 높게 들어 올리면 대퇴부에 더욱 강한 자극을 줄 수 있다.

② 이번에는 발끝을 쭉 편다. 숨을 내쉬면서 발끝을 다시 무릎 쪽으로 힘껏 당긴다. 발끝을 편 후 무릎을 굽혀 다리를 내린다. 총 6~10회 실시한다.

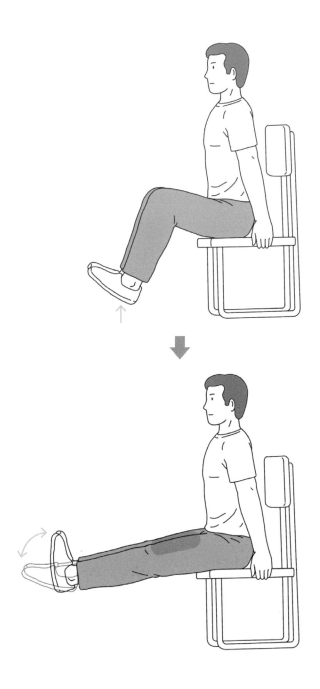

양 무릎 가슴 쪽으로 당겨 올리기

장요근과 복근을 사용하여 골반 앞쪽과 복부를 단련한다.

① 의자 등받이에 등이 닿지 않도록 약간 앞으로 앉는
다. 두 다리를 모은 후 양발을 가볍게 들어 올리고
양손으로 의자를 잡아 중심을 잡는다.

② 숨을 내쉬면서 허벅지를 가슴에 붙인다는 느낌으로
최대한 무릎을 가슴 쪽으로 높게 들어 올린 후 2~3초
간 정지한다. 호흡을 멈추지 말고 편안히 한다. 양
발을 땅에 닿기 전까지 내렸다가 다시 들어 올린다.
3회 반복한 후 양발을 바닥에 내린다. 총 2~4세트 실
시한다.

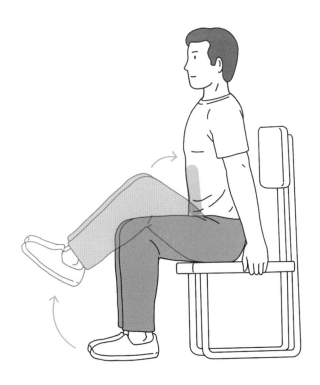

무릎 펴고 다리 교차하기

대퇴사두근과 복근을 사용하여 허벅지 앞쪽과 복부를 단련한다.

① 의자 등받이에 등이 닿지 않도록 약간 앞으로 앉아 양손으로 의자 옆을 잡고 다리를 들어 무릎을 편다.

② 무릎을 편 상태로 양발을 위아래로 교차시킨다. 4회 반복한 후 양발을 바닥에 내린다. 총 2~4세트 실시한다.

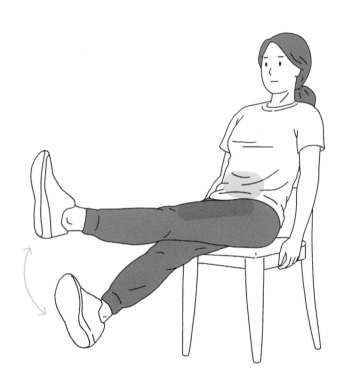

상체 앞으로 굽혀 엉덩이 들고 내리기

대퇴사두근을 사용하여 허벅지 앞쪽을 단련한다.

① 의자의 조금 앞쪽에 양발을 모아 앉은 후 왼발은 의자 쪽으로 조금 당기고, 오른발은 앞쪽으로 조금 내민다. 양손을 가슴 앞에서 깍지 끼고 큰 나무를 껴안은 것처럼 양팔을 앞으로 둥글게 뻗는다.

② 상체를 앞으로 굽히면서 엉덩이를 의자에서 들어 올려 체중을 왼쪽 허벅지에 싣고 2~3초간 정지한다. 의자에 엉덩이가 닿지 않을 정도까지만 엉덩이를 조금 내린 후 다시 들어 올린다. 4회 반복한 후 의자에 앉는다. 다리를 바꿔 반대쪽도 실시한다. 총 2~4세트 실시한다.

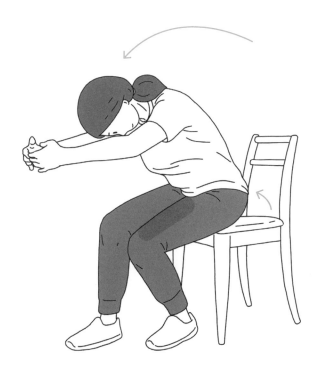

2단계 **허약 예방 및 개선 근력 강화 운동**

발뒤꿈치 올리고 무릎 굽히기

대퇴사두근과 하퇴삼두근을 사용하여 허벅지 앞쪽과 하체 뒤쪽
을 단련한다.

① 의자 뒤에 서서 양발을 어깨너비로 벌리고 의자 등
   받이에 가볍게 손을 올린다.

② 발뒤꿈치를 들어 올린 후 무릎을 굽혀 2~3초간 정
   지한다. 무릎을 펴고 발뒤꿈치를 내린다. 총 6~10회
   반복한다. 처음에는 무릎을 가볍게 구부리고 적응될
   수록 점점 더 많이 굽힌다.

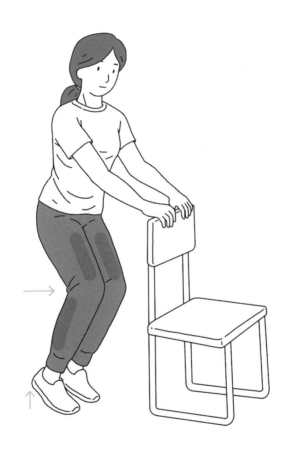

TIP 무릎에 통증이 있는 사람은 주의해서 한다.

한쪽 다리 옆으로 올리기

중둔근을 사용하여 엉덩이 옆쪽을 단련한다.

① 의자 뒤에 다리를 붙이고 서서 의사 등받이에 가볍
게 손을 올린다.

② 한쪽 다리로 체중을 이동시키며 반대쪽 다리를 옆으
로 들어 올린 후 2~3초간 정지한다. 4회 반복한 후
반대쪽도 실시한다. 총 2~4세트 실시한다. 다리를
옆으로 들어 올릴 때 처음에는 낮게 올렸다가 점차
높게 올린다.

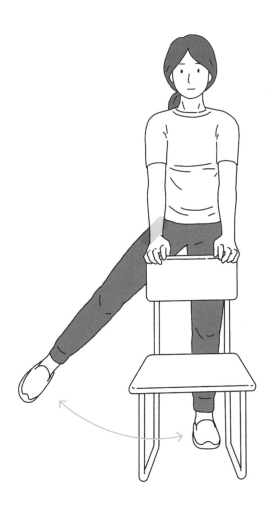

한쪽 다리 앞쪽으로 비스듬히 펴고 올리기

대퇴사두근과 전경골근을 사용하여 허벅지 앞쪽과 정강이 부위를 단련한다.

① 의자를 옆에 두고 서서 한쪽 손을 의자 등받이에 올린다. 의자에 가까운 쪽의 다리로 체중을 이동시키며 반대쪽 다리의 무릎을 굽히면서 가볍게 들어 올린다.

② 발끝을 무릎 쪽으로 당겨 발꿈치로 벽을 밀어내듯이 사선 앞쪽으로 쭉 펴고 2~3초간 정지한다. 전체 동작을 4회 반복한 후 반대쪽도 실시한다. 총 2~4세트 실시한다.

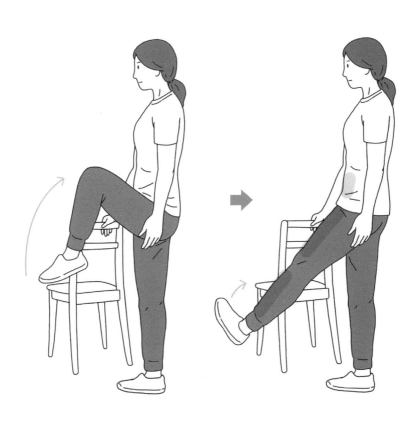

가벼운 스쿼트

대퇴사두근을 사용하여 허벅지 앞쪽을 단련한다.

① 의자 뒤에 서서 양발을 어깨너비로 벌리고 의자 등받이에 가볍게 손을 올린다.

② 의자에 앉는다는 느낌으로 무릎을 조금 굽히고 2~3초간 정지한 후 무릎을 편다. 이때 무릎을 완전히 펴지 않는다. 가볍게 4회 반복한 후 조금 더 깊게 앉으며 4회 반복한다.

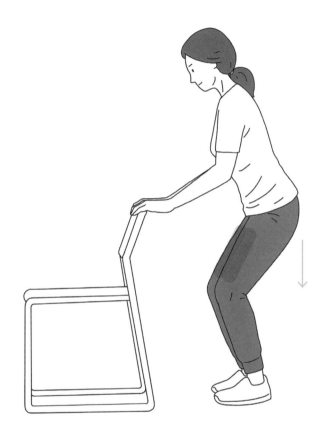

TIP 무릎을 굽힐 때 무릎이 발끝보다 앞으로 나오지 않게 하고, 무릎을 굽히고 펼 때 반동을 주지 않는다.

근감소증, 노년증후군의
근본적인 원인

노화가 아니라 근감소증일 수 있다

⋮

점점 힘이 사라지고 기력이 약해지면 나이가 들어서 그러려니 당연하게 여긴다. 그러다 입맛이 떨어지고 체중이 빠져서 계단을 오르는 것은 물론이고 걷는 것도 피곤하게 느껴진다. 이런 경우 검사를 해보면 근감소증으로 진단되는 경우가 흔하다. 노화의 과정이라고 생각해서 방치하면 근력이나 보행 속도가 떨어지면서 낙상 위험이 올라간다. 낙상을 하면 쉽게 골절이 되고 그대로 누워서만 지내는 상태로 이어질 수 있다. 이 모든 것의 근본적인 원인은 바로 근감소증이다.

노화로 근육량이 줄어들면 보행 기능이 떨어지면서 활동량이 줄고 허약과 낙상, 요실금 등과 같은 노년증후군의 발생 위험이 급격히 높아진다. 노화로 인한 근감소량을 완전히 멈추게 할 수는 없지만 적어도 줄어드는 속도는 늦출 수 있다. 근육량이 기준보다 더 많이 감소하는 근감소증도 예방할 수 있다.

흔히 젊었을 때와 체중이 비슷하게 유지가 되면 건강하다고 생각하는 경향이 있다. 하지만 잘못된 생각이다. 체중이 비슷해도 체지방과 근육의 비율은 다르다. 예를 들어 똑같은 50kg이라고 해도, 젊은이는 근육량 40kg, 지방량 10kg이고 고령자는 근육량 35kg, 지방량 15kg일 수 있다. 그러니 체중만 보며 문제가 없다고 생각하면 안 된다. 나이가 들수록 체중은 같아도 근육이 계속 감소한다. 빠져나가는 근육을 적극적으로 붙들어두는 대책을 세워야 하지만, 문제는 근감소증은 본인 스스로 인지하기 어렵다는 데 있다.

나는 일본에서 최초로 근감소증에 대한 집단 조사를 통해 근감소증 노인의 특징을 밝힌 바 있다. 다음은 75세 이상 노

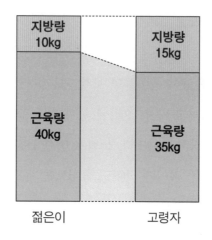

▲ 동일한 체중(50kg)의 젊은이와 고령자의 근육량 비교

인 1,377명을 2008년부터 2018년까지 10년간 추적 관찰한 결과다. 다음과 같이 근감소증 특징이 나타난다면 적극적으로 대처해야 한다. 근력 강화 운동을 실시하고 보행 기능을 향상시키려는 노력이 필요하다.

① BMI(체질량지수)가 18.98로 저체중에 가깝다.

② 종아리 둘레가 30.17cm로 아주 가늘다.

③ 골밀도가 저하되었다.

④ 보행 속도가 대단히 느리다.

⑤ 다리 근력이 저하되었다.

⑥ 골다공증과 빈혈이 있다.

⑦ 낙상률이 매우 높다.

⑧ 60세 이후의 골절이 많고 특히 대퇴골경부 골절과 허리
골절이 많다.

근감소증 대책은 다음과 같다.

① 하체 근육을 집중적으로 단련한다.

노화는 다리에서부터 시작된다는 이야기를 많이 하는데, 이는 과학적인 근거가 있다. 20대에서부터 90대 남녀를 대상으로 근육량을 비교한 연구 결과에 의하면, 20대에 최대 근육량을 보이고 80대에 최소 근육량을 보인다. 20대에 비해 80대의 근육량은 남성이 29.5%, 여성이 23.6% 정도 줄어든다. 근육량의 감소를 부위별로 보면 다리 근육이 가장 많이 줄어드는 것을 알 수 있다.

근감소증으로 인해 나타나는 증상, 다시 말해 보행 기능 저하, 근력 저하, 낙상 증가, 골밀도 저하 등을 회복하기 위해서는 하체 강화 운동이 가장 효과적이다. 하체 강화 운동을

하면 보행 기능이 향상되고, 보행 기능이 향상되면 활동량이 증가하고, 활동량이 증가하면 식욕이 왕성해지고, 식욕이 왕성해지면 근육량이 증가하고, 근육량이 증가하면 근력이 향상되는 선순환으로 이어진다.

하체 운동은 근력 강화 운동과 걷기 운동을 병행하는 것이 좋다. 빠른 걸음이 근력 향상에 효과적인데, 허약한 고령자는 빨리 걷기는커녕 10분 이상 걷기도 힘들 수 있다. 건강에 자신이 있고 체력이 좋은 사람은 빠르게 걷는 것이 효과적이지만 허약해서 빠르게 걷지 못할 때는 천천히 걸어도 좋다. 걷다가 힘들면 중간에 벤치에 앉아서 간단히 할 수 있는 하체 근력 강화 운동을 실시한다. 걷다가 힘들면 쉬고, 쉴 때 근력 강화 운동을 한 후 다시 걷고, 이렇게 3개월 정도 운동을 하다 보면 걷기가 훨씬 수월해진다.

② 단백질 식품을 매끼 챙겨 먹고 운동을 한다.

근감소증 고령자의 경우 영양만으로 근육량은 향상될 수 있지만 근력 향상은 기대하기 어렵다. 근육량을 늘리고 근력을 향상시키기 위해서는 영양을 보충하고 난 뒤 운동을 실시해야 한다. 특히 근육의 재료가 되는 단백질 섭취를 매끼 섭

취하는 것이 중요하다.

　75세 이상 근감소증 고령자 155명을 대상으로 운동과 영양이 근력 향상에 미치는 영향을 조사했다. 영양이나 운동만으로 근육량은 약간 증가해도 근력은 크게 좋아지지 않았다. 영양 공급을 하면서 운동을 해야 근육량도 증가하고 근력도 좋아진다.

　이보다 더 흥미로운 결과는 4년 후 나왔다. 근감소증 고령

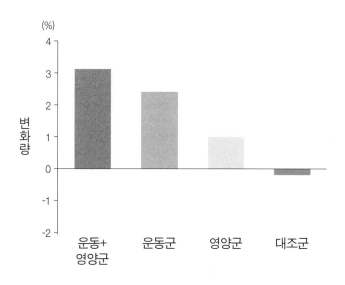

▲ 근감소증 개선 프로그램 3개월 실시 후 다리 근육량의 변화

자 중에서 운동 교실에 참가한 사람과 참가하지 않은 사람을 4년간 추적해서 비교한 결과, 운동과 영양을 함께 공급한 프로그램에 참가한 사람은 4년 후에도 근력이 크게 줄지 않았다. 특히 다리 근력 저하가 크지 않았고 보행 기능도 잘 유지되고 있었으며 낙상 횟수도 증가하지 않았다. 이와 같은 연구들은 단백질 음식을 잘 먹고 운동을 하면 노화 속도를 줄이는 데 도움이 된다는 사실을 보여준다.

근감소증 예방이나 개선에는 근육량, 근력, 보행 속도가 중요하다. 이 중 가장 중요한 것은 근력과 보행 기능이다. 근육량이 아무리 증가해도 근력 향상과 보행 기능이 개선되지 않으면 의미가 없다. 따라서 근감소증 예방 및 개선 운동은 근력 향상과 보행 기능 개선에 중점을 두고 있다. 운동을 통해 근육량과 근력, 보행 기능이 향상되면 자연스럽게 활동량이 늘기 때문에 근육량 유지에 도움이 된다.

지금부터 소개하는 운동은 보행 기능의 가장 핵심적인 역할을 하는 대퇴사두근을 위주로 전경골근과 장요근, 복근을 함께 강화하고, 대흉근을 단련해 근력과 근육량을 향상시킬 수 있는 동작들이다. 여기에 자세유지근들을 강화시키는 동작들이 더해졌다. 근력이 약한 사람의 특징이 바로 구부정한 자세다. 바른 자세를 유지할 수 있도록 해주는 자세유지 근들을 함께 단련하면 상하체의 근력을 고르게 향상시킬 수 있다.

근감소증 예방 및 개선 근력 강화 운동

무릎과 팔꿈치 터치하기

복근, 장요근, 대퇴사두근을 사용하여 복부, 골반 앞쪽, 허벅지 앞쪽을 단련한다.

① 의자에 허리를 펴고 앉아서 양발을 어깨너비로 벌린다. 왼쪽 손은 의자를 가볍게 잡는다.

② 왼쪽 무릎과 오른쪽 팔꿈치를 터치한 후 원위치로 돌아간다. 다리를 내릴 때 발은 땅에 닿지 않는다. 4회 터치한 후 팔과 다리를 바꿔서 반대쪽도 실시한다. 총 2세트 실시한다.

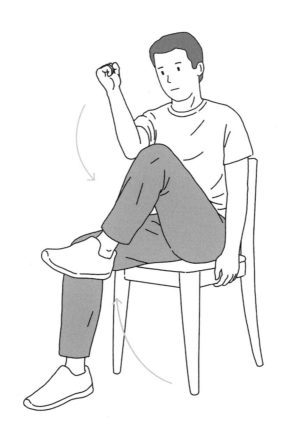

한쪽 다리 들어 올리고 무릎 펴기

대퇴사두근을 사용하여 허벅지 앞쪽을 단련한다.

① 의자에 양발을 어깨너비로 벌리고 앉는다.

② 양손으로 한쪽 다리를 들어 올린 후 숨을 내쉬면서 발끝을 무릎 쪽으로 당겨 발뒤꿈치로 밀어내듯이 무릎을 펴고 2~3초간 정지한다. 무릎을 다시 구부렸다가 펴는 동작을 4회 반복한 후 반대쪽 다리도 실시한다. 총 2세트 실시한다.

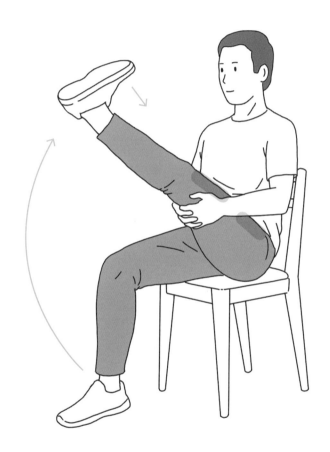

다리 들어 올려서 무릎 열고 닫기

장요근과 복근을 사용하여 골반 앞쪽과 복부를 단련한다.

① 등받이 약간 앞쪽에 허리를 펴고 앉아서 다리를 모은다. 양손으로 의자 옆을 잡는다.

② 두 다리를 들어 올려 무릎을 벌린 후 2~3초간 정지한다. 무릎을 모았다가 다시 벌리는 동작을 6~10회 반복한 후 다리를 내린다. 총 2세트 실시한다.

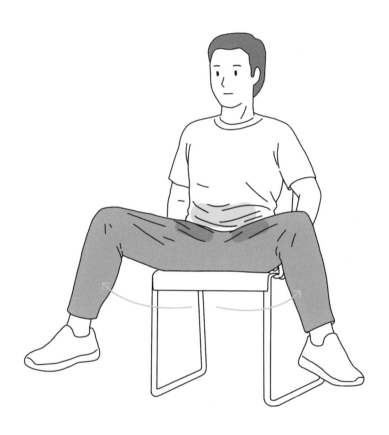

발뒤꿈치 쓸어 올리기

대퇴사두근, 복근, 장요근을 사용하여 허벅지 앞쪽, 복부, 골반 앞쪽을 단련한다.

① 등받이 약간 앞쪽에 허리를 펴고 앉아서 다리를 모은다. 양손으로 의자 옆을 잡는다.

② 두 다리를 앞으로 들어 올려 무릎을 편 다음, 오른쪽 발뒤꿈치를 왼쪽 다리 정강이 근처에 댄다. 오른쪽 발뒤꿈치를 천천히 허벅지 부근까지 쓸어 올렸다가 다시 천천히 정강이 근처까지 쓸어내린다. 4회 반복한 후 다리를 바꿔 반대쪽도 실시한다. 총 2세트 실시한다.

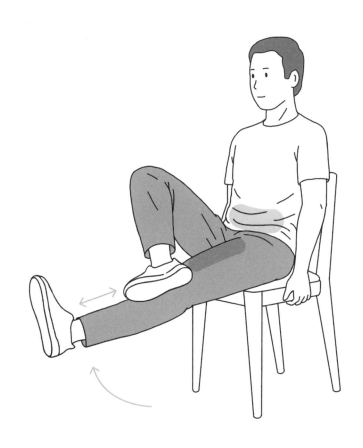

지탱하는 쪽 다리는 무릎을 편 상태를 유지한다. 익숙해지
면 지탱하는 쪽 발끝을 무릎 쪽으로 당겨서 실시한다.

2단계 근감소증 예방 및 개선 근력 강화 운동

네발 자세에서 팔굽혀펴기

대흉근과 상완근을 사용하여 가슴 앞쪽과 팔 위쪽을 단련한다.

① 양손과 무릎을 바닥에 대고 네발 자세를 취한다.

② 팔꿈치를 가볍게 굽혀 2~3초간 정지한 후 팔꿈치를
   편다. 총 6~10회 반복한다.

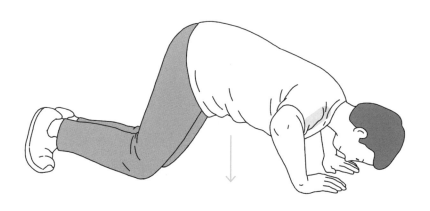

한쪽 다리 들어 올려 무릎 펴기

대퇴사두근, 전경골근, 가자미근을 사용하여 허벅지 앞쪽, 정강이 부위, 하퇴 뒤쪽을 단련한다.

① 바닥에 무릎을 세우고 앉은 후 다리를 붙인다. 허리는 펴고 양손을 뒤쪽 바닥에 댄다.

② 한쪽 다리를 들어 올리고 발끝을 무릎 쪽으로 당기면서 발뒤꿈치로 밀어내듯이 무릎을 편다. 발끝을 편 뒤 다시 숨을 내쉬면서 한 번 더 발끝을 무릎 쪽으로 힘껏 당긴다.

③ 발끝을 펴고 무릎을 굽혀 다리를 내린다. 4회 반복한 후 다리를 바꿔서 반대쪽도 실시한다. 총 2세트 실시한다.

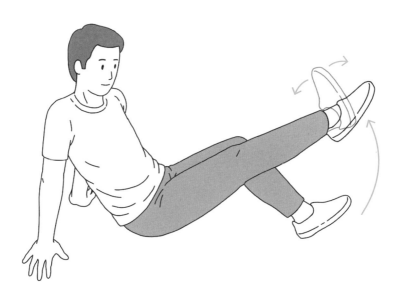

누워서 다리 들어 올리고 내리기

복근과 장요근을 사용하여 복부와 골반 앞쪽을 단련한다.

① 바닥에 천장을 보고 누워서 두 다리를 붙이고 무릎을 세운다. 무릎을 최대한 좌우로 벌려 발바닥을 붙인다.

② 양발을 들어 올려 2~3초간 정지한 후 내린다. 양발이 바닥에 닿기 직전에 다시 들어 올린다. 3회 반복한 후 다리를 바닥에 내린다. 총 2세트 실시한다.

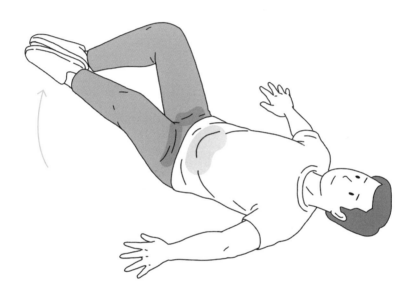

두 다리 들어 가슴 쪽으로 당기기

복근과 장요근을 사용하여 복부와 골반 앞쪽을 단련한다.

① 바닥에 천장을 보고 누워서 두 다리를 붙이고 무릎을 세운다.

② 양발을 들어 올려 무릎 각도를 90도로 만든 후 허벅지를 가슴 쪽으로 천천히 당기면서 엉덩이를 들어 올린다.

③ 다리를 내린다. 이때 발이 바닥에 닿기 전에 다시 들어 올린다. 3회 반복한 후 발을 바닥에 내린다. 총 2세트 실시한다.

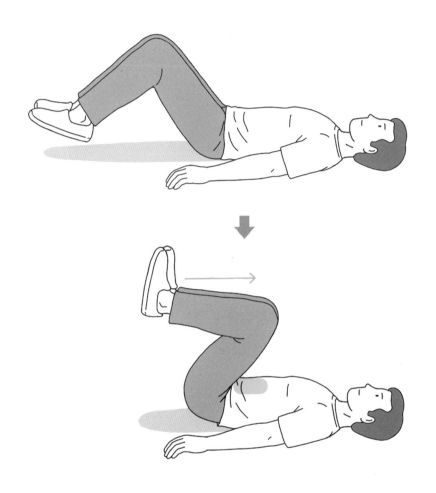

TIP 복부에 힘이 많이 들어가므로 체력이나 건강 상태가 좋지
않은 사람은 실시하지 않는다.

낙상, 넘어질까 봐 안 걷고
안 걸어서 결국 넘어진다

낙상은 장기 요양 상태로 가는 주요 원인이다

⋮

　요실금 예방 교실에 참여했던 72세의 후지모토 씨는 대단히 활달한 분이었다. 봉사 활동도 활발히 하고 이것저것 배우러 다니면서 즐겁게 사는 모습이 인상적이었다. 나에게도 놀러가서 손자와 찍은 사진을 보여주곤 했다. 그런데 어느 날 산책 중 넘어져 대퇴골경부 골절을 당했다는 소식을 들었다. 7개월 후 다시 만난 후지모토 씨에게서 예전 모습은 찾

아볼 수 없었다. 지팡이를 짚고 발을 질질 끌면서 매우 천천히 걷고 있었다.

고령자에게 낙상이 위험한 이유는 골절 등 부상 때문이다. 특히 혼자 사는 고령자나 노부부만 사는 가정에서 낙상이 일어나면 자립적인 일상생활을 유지할 수 없는 경우가 많다. 가정에서 일어나는 낙상의 절반 이상이 65세 이상에게서 발생하고, 75세가 넘으면 낙상 사고가 급증한다.

낙상에 대한 두려움은 노인의 활동량을 감소시키는 가장 큰 요인 중 하나다. 낙상이 될까 두려워 걷는 것을 꺼리게 되고, 그러면서 몸이 점점 더 허약해진다. 결국 낙상으로 인해 장기 요양 상태가 되지 않을까라는 걱정이 낙상 없이도 장기 요양 상태에 이르게 만들 수 있다. 실제로 허약한 사람의 80% 이상이 낙상에 대한 불안감을 갖고 있으며, 낙상에 대한 불안감을 가지고 있는 허약한 사람의 60% 이상에게서 활동의 제한이 생긴다.

다음은 낙상 위험도를 알 수 있는 간단한 체크법이다. 두 개 이상 해당되면 낙상 위험이 높다고 할 수 있으므로 적극적인 낙상 예방 운동이 필요하다.

- 1년 내에 넘어진 적이 있다.

- 낙상에 대한 불안감이 있다.

- 횡단보도를 파란 신호 중에 건널 수 없다.

- 발끝이 자주 걸린다.

- 근력이 약해졌다(악력 남자 26kg 미만, 여자 18kg 미만).

- 한 발로 5초 동안 서 있을 수 없다.

낙상 위험은 나이가 많을수록, 여성일수록, 허약한 사람일수록 높아진다. 낙상과 관련이 있지만 개선 가능성이 없는 요인이 있다. 연령과 여자라는 성별이다. 개선 가능성은 있지만 시간이 걸리는 요인도 있다. 뇌졸중 후유증, 시력 저하, 청력 저하, 파킨슨 병, 인지 기능 저하 등 질환과 관련된 요인이다. 하지만 즉각적으로 개선 가능성이 높아지는 요인이 있다. 바로 환경 개선과 체력 요인이다. 낙상 대책을 알아보자.

① 집 안 환경을 안전하게 개선한다.

2016년 도쿄 소방청 자료에 의하면 구급차로 운반된 사람의 35.6%는 75세 이상, 14.5%는 65~74세다. 다시 말해 65세 이상 고령자가 절반을 넘는다. 고령자들이 부상을 당한 장소를 보면 주택 61%, 도로나 역 29%, 기타 10%다. 평소 익숙한 집 안에서 의외로 부상을 많이 입는다. 특히 계단에서 낙상을 하면 큰 사고로 이어질 수 있다. 낙상한 고령자들을 보면 계단 마지막 단에서 넘어지는 경우가 많다. 계단을 다 내려왔다고 생각하는 마지막 단에서 특히 더 조심해야 한다. 계단에는 손잡이를 부착하고, 발이 걸려 넘어질 수 있는 전선줄이나 매트 모서리들도 정리하는 등 집 안에서 발이 걸릴 수 있는 상황을 살펴 안전한 환경으로 만들어야 한다.

② 근력 강화 운동으로 하체를 단련한다.

걷는 모습을 보면 잘 걸려 넘어지는 사람인지 아닌지 알 수 있다. 낙상의 60%는 걷다가 발생하고, 40%는 걸려서 넘어진다. 따라서 걸을 때 발 앞부분이 잘 들리지 않으면 바닥에 걸려 넘어지기 쉽다. 즉 발바닥을 바닥에서 들지 않고 끌듯이 걷는 사람이 위험하다. 오른쪽 발 앞부분이 덜 들리는 사람은 오른쪽 발이 걸려 넘어지고, 왼쪽 발 앞부분이 덜 들리는 사람은 왼쪽 발이 걸려 넘어진다.

무엇보다 중요한 것은 자기 자신이 낙상을 예방할 수 있도록 허리나 다리를 강화하는 것이다. 발이 걸려 균형을 잃었을 때 몸을 지탱할 수 있는 하체 근력이 필요하다. 낙상 예방을 위해서는 발 앞쪽을 들어 올리는 근육인 전경골근을 튼튼하게 만드는 게 중요하다. 대퇴경부 골절을 예방하기 위해서는 대퇴근막장근도 중요하다. 대퇴경부 골절은 옆으로 넘어졌을 때 가장 많이 발생한다. 다리 옆쪽 근육인 대퇴근막장근이 튼튼하면 옆으로 넘어질 위험이 줄어든다.

65세 이상 고령자 중 과거 1년 내 한 번 이상 낙상 경험이 있는 105명을 대상으로 2007년 11월부터 2008년 2월까지 3개

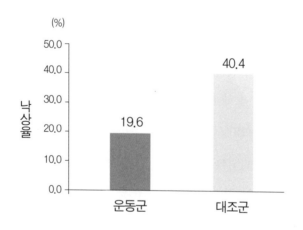

▲ 낙상 예방 근력 강화 운동 3개월 실시 후 1년간 낙상율 변화

월 동안 운동 지도를 실시한 후 1년이 지난 2009년 2월에 비교 조사를 진행했다. 운동군(52명)은 3개월간 1회 60분, 일주일에 2회 운동을 실시했으며, 나머지 대조군(53명)은 운동을 실시하지 않았다. 그 결과 운동군의 1년간 낙상율이 현저히 저하되었음을 알 수 있다. 그뿐만이 아니라 보행 속도도 개선되었으며 하지 근력이 향상되었다. 또한 전경골근 근력이 향상되었다.

보행 기능에 직접적으로 연관된 대퇴사두근, 전경골근, 하퇴삼두근과 같은 다리 근육들과 보조적인 역할을 하는 장요근과 복근, 균형 감각 등을 강화시키는 운동을 실시한다. 낙상 예방에는 특히 대퇴근막장근이 중요하다. 대퇴근막장근은 고관절 옆쪽에서 무릎 쪽으로 연결되는 긴 띠처럼 생긴 근육으로, 대퇴근막장근이 튼튼해야 옆으로 넘어질 위험성이 줄어든다.

낙상 예방 및 개선 근력 강화 운동

발끝 들고 내리기

전경골근을 사용하여 정강이를 단련한다.

① 의자에 등을 펴고 앉아 양발을 어깨너비로 벌린다.

② 발뒤꿈치는 바닥에 대고 발끝만 당겨 올려 2~3초간
   정지한 후 내린다. 발끝을 당겨 올릴 때 숨을 내쉬면
   서 최대한 당기면 정강이 근육에 더 강한 자극을 줄
   수 있다. 총 6~10회 반복한다.

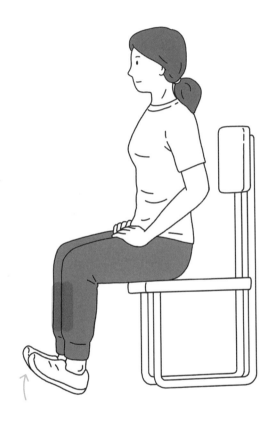

한쪽 다리 들어 무릎 펴기

대퇴사두근을 사용하여 허벅지 앞쪽을 단련한다.

① 의자에 등받이를 기대지 말고 약간 앞쪽으로 앉아서 양발을 어깨너비로 벌리고 양손으로 의자 옆을 잡는다. 한쪽 다리를 가볍게 들어 올리면서 발끝을 무릎 쪽으로 당기고 발뒤꿈치로 밀어내듯이 무릎을 쭉 편다.

② 무릎을 편 상태에서 발끝을 앞으로 펴고 다시 무릎 쪽으로 당긴다. 한 번 더 발끝을 당겼다 편 후 무릎을 굽혀 다리를 바닥에 내린다. 3회 반복한 후 다리를 바꿔 반대쪽도 실시한다. 총 2~3세트 실시한다.

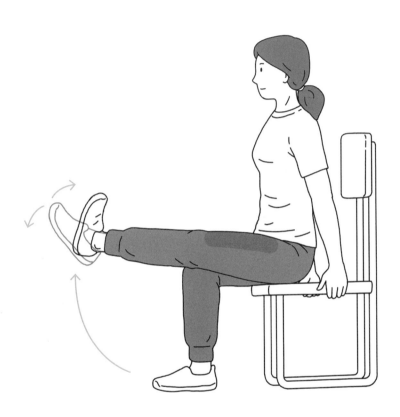

한쪽 무릎 들어 올리기

복근과 장요근을 사용하여 복부와 골반 앞쪽을 단련한다.

① 의자에 등받이를 기대지 말고 약간 앞쪽으로 앉아
서 양발을 어깨너비로 벌리고 양손으로 의자 옆을
잡는다.

② 한쪽 다리를 가볍게 들어 올리고 숨을 내쉬면서 허
벅지를 가슴 쪽으로 최대한 올린 후 2~3초간 정지한
다. 발이 바닥에 닿기 직전까지 내렸다 다시 올리는
것을 3회 반복한 후 발을 바닥에 내린다. 다리를 바
꿔 반대쪽도 실시한다. 총 2~3세트 실시한다.

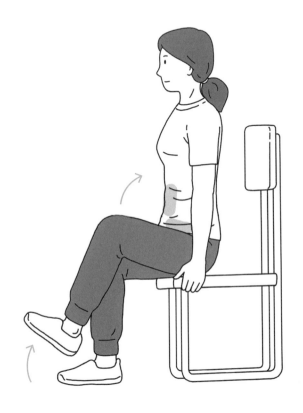

TIP 허벅지를 올릴 때 어깨나 등에 힘이 들어가지 않게 한다. 운동 중 상체가 앞으로 기울어지지 않도록 최대한 등을 펴고 실시한다.

무릎 모아서 발목 벌리고 모으기

대퇴근막장근을 사용하여 허벅지 옆쪽을 단련한다.

① 의자에 등받이를 기대지 말고 약간 앞쪽으로 앉아서 두 다리를 붙인다. 양손으로 의자 옆을 잡고 양발을 가볍게 들어 올린다.

② 무릎을 붙인 상태에서 발목을 양쪽으로 벌려 2~3초 간 정지한 후 다시 양발을 모은다. 3회 반복한 후 양발을 바닥에 내린다. 총 2~3세트 실시한다.

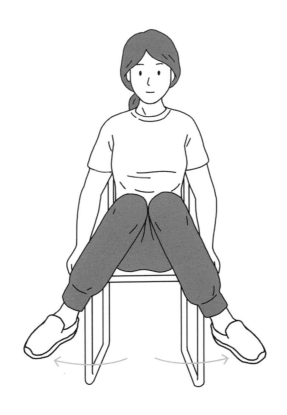

TIP 처음에는 조금 들어 올리고 숙달되면 최대한 높이 들어 올린다.

낙상 예방 및 개선 근력 강화 운동

발뒤꿈치 들었다 내리기

하퇴삼두근을 사용하여 종아리를 단련한다.

① 의자 뒤에 서서 양발을 어깨너비로 벌리고 등받이에 손을 가볍게 올린다.

② 발뒤꿈치를 최대한 높이 들어 올려 2~3초간 정지한 후 천천히 내린다. 6~10회 반복한다. 총 2~3세트 실시한다.

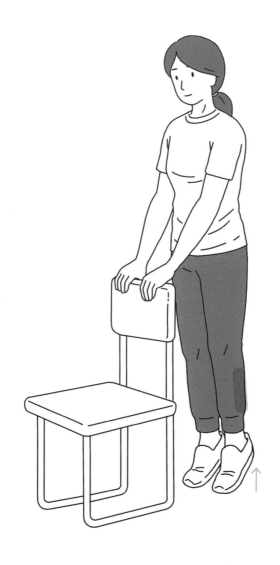

TIP 발뒤꿈치를 내릴 때 '쿵' 소리가 나지 않도록 한다.

한쪽 다리 들고 내리기

장요근을 사용하여 골반 앞쪽을 단련한다.

① 의자 옆에 서서 한손으로 의자 등받이를 잡는다.

② 의자에 가까운 쪽 다리로 체중을 이동하면서 반대 쪽 다리의 무릎을 굽혀 허벅지를 최대한 들어 올려 2~3초간 정지한다.

③ 무릎을 펴면서 다리를 내렸다가 발이 바닥에 닿기 전에 다시 들어 올린다. 3회 반복한 후 발을 바닥에 내린다. 반대쪽 다리도 같은 방법으로 실시한다. 총 2~3세트 실시한다.

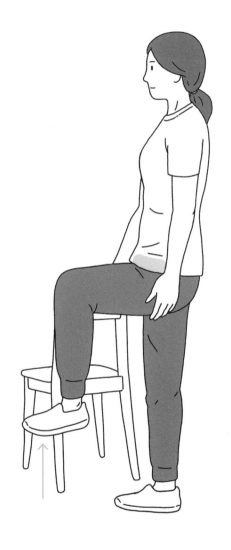

TIP 무릎을 고관절보다 높게 올릴수록 운동 효과가 커진다.

한쪽 다리로 체중 이동하기

대퇴사두근을 사용하여 허벅지 앞쪽을 단련한다.

① 의자 뒤에 서서 등받이에 가볍게 손을 대고 양발을
어깨너비보다 넓게 벌린다. 무릎을 조금 굽혀 기마자
세를 만든다.

② 천천히 한쪽 다리로 체중을 이동시킨 후 2~3초간 정
지한다. 다시 천천히 반대쪽 다리로 체중을 이동시
켜 2~3초간 정지한다. 허벅지에 체중이 충분히 실리
도록 한다. 총 6~10세트 반복한다. 체중 이동 시 허
리 높이를 일정하게 유지한다.

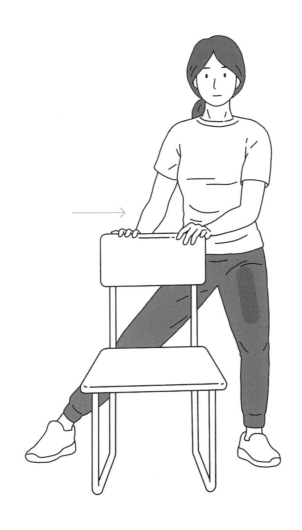

한 발로 서기

전신을 단련하여 정적 균형 감각을 키운다.

① 양발을 어깨너비로 벌리고 서서 양손을 허리에 올린다.

② 한쪽 다리로 체중을 이동시키면서 반대쪽 다리를 가볍게 들어 올린다. 10초간 유지한 후 다리를 내린다. 다른 쪽 다리로 체중을 이동시키면서 반대쪽 다리를 가볍게 들어 올린다. 총 2~3세트 실시한다.

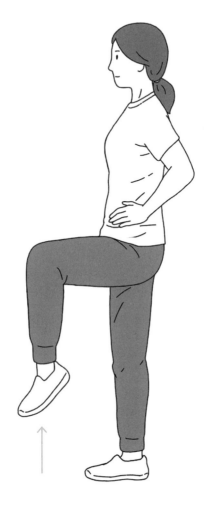

보행 기능,
건강 수명을 좌우한다

걸음걸이를 보면 낙상 위험이 보인다

⋮

걷기의 중요성에 대해서는 말이 필요 없다. 걷기가 불편해지면 여러 가지 생활 기능들이 떨어지고 장애가 발생한다. 고령기의 보행 능력은 건강의 척도라고 할 수 있다.

보행 기능이 떨어지면 낙상이 가장 큰 문제로 떠오른다. 아키타현 난가이무라의 주민들을 대상으로 보행 속도와 5년간 2번 이상의 낙상과의 관련성을 분석한 연구 결과에 의하면 보행 속도가 빠른 사람은 낙상율이 11.4%인 반면 느린 사람은 26.3%로 높게 나타난다.

보행 속도는 인지 기능과 요실금과도 연관이 있다. 빨리 걸으면 요도, 방광, 자궁, 질, 직장을 잡아주는 '골반저근'이 크게 자극된다. 즉 보행 속도가 느린 사람은 골반저근에 자극이 약한 탓에 골반저근의 기능이 저하되기 쉽다. 보폭이 좁은 사람이 인지 기능 저하가 심하다는 연구 결과도 있다. 보행 기능의 유지와 회복은 고령자에게 매우 중요한 과제다.

걸음걸이는 개인의 특성에 따라 다르기 때문에 걸음걸이에 정답은 없다. 하지만 걸음걸이가 나쁘면 허리와 무릎에 부담을 준다. 다른 사람의 걸음걸이를 보면 걸음걸이가 좋은지 나쁜지 단번에 알 수 있지만 자기 자신의 걸음걸이에 대해서는 잘 모르는 것이 일반적이다. 그래서 보행 장애 관련 건강 교실을 할 때 꼭 강조하는 말이 있다.

"강연 끝나고 집으로 돌아갈 때 자신의 걸음걸이가 어떤지 관찰해보세요. 왼발보다 오른발이 더 벌어지지는 않은지 보폭이 너무 좁지는 않은지 살펴보세요."

낙상 위험이 높은 사람의 걸음걸이 특징은 다음과 같다.

① 보행 속도가 느리다.

② 보폭이 좁다.

③ 좌우 양발의 보행 각도가 다르다.

④ 좌우 양팔을 흔드는 각도가 다르다.

보행 기능 향상 대책을 알아보자.

① 발을 10cm 더 넓게 딛는다.

일상생활 중 보행 기능을 향상시키는 가장 쉽고 간단한 방법은 평소보다 10cm 넓게 딛는 것이다. 2018년 TBS TV 프로그램에 출연해서 '보폭 10cm 더 늘리기'의 효과를 알아보는 실험을 진행한 적이 있다. 실험 참가자들은 평소 걸음대로 걸은 후 보행 나이를 측정했다. 평소 걷기 운동을 하고 있다는 참가자만 실제 나이보다 보행 나이가 1세 더 많았고 다른 참가자들은 보행 나이가 10세 더 많게 나타났다. 보폭을 10cm 더 넓게 하여 걷게 한 후 다시 보행 나이를 측정했다. 결과는 놀라웠다. 보행 나이가 모두 11세씩 젊어졌다.

보폭이 넓어지면 자연스럽게 보행 속도가 올라가고 다리가 받는 압력이 증가한다. 다리 근육들도 더 활성화되므로

	평소대로 걸은 후 보행 나이 측정	보폭을 10cm 더 넓게 하여 걸은 후 보행 나이 측정	보행 나이 변화 폭
48세	62세	51세	11세 ↓
67세	76세	65세	11세 ↓
71세	72세	60세	12세 ↓

하체 근력 강화 효과를 얻을 수 있다. 걸으면서 기억이 날 때마다 '10cm 더'라고 의식하고 보폭을 벌려보자. 그러나 보폭이 좁던 사람이 갑자기 보폭을 넓혀 걸으면 피로해서 오래 걸을 수 없다. 그럴 때는 보폭을 넓게 걷다가 보통으로 걷다가, 다시 넓게 걷는 식으로 번갈아가면서 걷는다.

② 다리 근력 강화 운동을 한다.

잘 걷기 위해서는 발끝을 들어 올리는 전경골근이나 발을 들어 올리는 대퇴사두근과 장요근, 다리를 뒤쪽으로 차올리는 하퇴삼두근의 근육이 강해야 한다. 이들 근육이 약해지면 걸음이 느려지고 보폭이 좁아지며 발을 끌면서 걷게 된다. 아주 낮은 요철이나 평지에서도 걸려 넘어지기 쉽다. 이외에도 무릎을 앞으로 곧게 펴는 데 관여하는 대퇴근막장근, 허벅지의 앞을 가로지르는 봉공근, 안쪽 허벅지의 내전근 등도 보행 기능과 밀접한 연관이 있다.

보행 기능 개선 근력 강화 운동을 하면 무릎 통증도 함께 회복된다. 관련 근육이 동일하기 때문이다. 특히 히체 근력 강화 운동을 실시한 후에 40도 전후의 온도로 열찜질을 하면 무릎 통증에 더욱 효과적이라는 연구 결과가 있다.

2013년 8월부터 2013년 11월까지 보행 기능이 떨어진 75세 이상의 고령자 126명을 대상으로 1회 1시간, 1주일에 2회, 3개월간 운동 지도를 실시했다. 3개월 후 운동 참가자들은 보행 속도가 개선되었으며 보폭이 6cm 넓어졌고 보행 각도

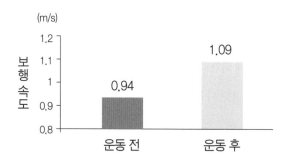

▲ 보행 기능 개선 근력 강화 운동 3개월 실시 후 보행 속도 변화

가 4.7% 개선되었다. 그에 따라 다리 근력이 향상되었음을 알 수 있다.

걸음걸이 속에 건강이 숨겨져 있기 때문에 현재의 보행 상태를 보면 앞으로의 낙상, 무릎과 허리 통증, 요실금, 인지 기능 저하 등을 예측할 수 있다. 노인성 보행은 보폭이 좁아지고, 발끝이 올라가지 않고, 허리가 앞으로 굽고, 걸음걸이에 힘이 없고, 보행 속도가 떨어지는 특징이 있다. 노인성 보행으로 인한 보행 기능 저하를 예방하기 위해서는 보행 기능과 관련 있는 근력과 균형 감각 강화가 필요하다.

우선 허벅지를 들어 올리고 다리를 지탱하는 근육인 대퇴사두근과 힘 있는 걸음걸이를 만들어주는 복근과 장요근, 하퇴삼두근, 균형 감각 운동을 실시한 후 보행 기능이 어느 정도 회복되면 구부정한 자세를 펴주는 운동을 더해 좀 더 바르고 힘 있는 걸음을 만들어나간다.

팔꿈치와 무릎 터치하기

복근과 장요근을 사용하여 복부와 골반 앞쪽을 단련하며 균형 감각을 키운다.

① 다리를 어깨너비로 벌리고 자연스럽게 선다.

② 왼쪽 무릎과 오른쪽 팔꿈치를 굽혀 터치한다. 이때 왼손은 허리에 둔다. 4번 반복한 후 팔다리를 바꿔 반대쪽도 실시한다. 총 2~3세트 실시한다.

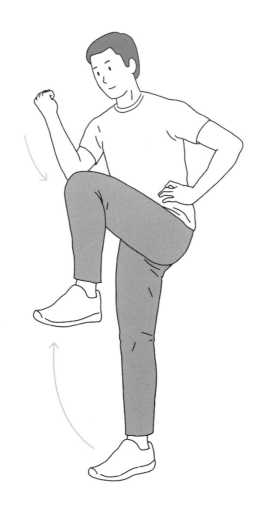

상체 돌리기

대퇴사두근을 단련하여 허벅지 앞쪽을 단련한다.

① 양발을 어깨너비보다 약간 넓게 벌리고 서서 무릎을
조금 굽힌다. 두 팔을 가슴 앞에서 거다란 나무를 껴
안은 것처럼 모은다.

② 몸의 중심선을 축으로 상체를 왼쪽으로 천천히 돌린
후 다시 오른쪽으로 천천히 돌리고 처음 자세로 돌
아간다. 총 6~10회 반복한다.

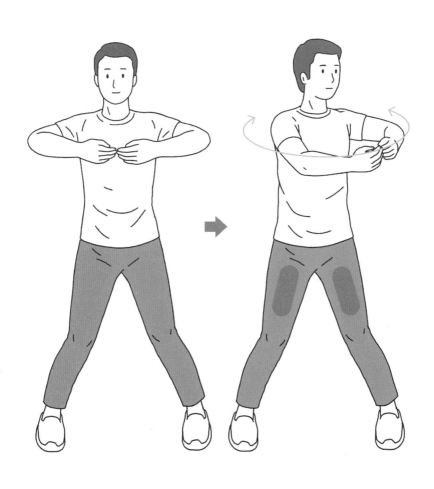

TIP 하체는 고정시키고 상체만 회전한다.

한쪽 다리 들어 올려 무릎 펴기

대퇴사두근과 장요근을 사용하여 허벅지 앞쪽, 골반 앞쪽, 전신을 단련하며 균형 감각을 키운다.

① 양발을 어깨너비로 벌리고 자연스럽게 선다.

② 오른쪽 무릎을 조금 굽혀 체중을 오른쪽으로 이동시키면서 왼발을 옆으로 들어 올려 무릎을 90도 정도로 굽힌다. 이때 양손은 위로 올리며 균형을 잡는다.

③ 들어 올린 왼쪽 다리의 무릎을 펴고 2~3초간 정지한다. 왼쪽 무릎을 굽혔다가 펴는 동작을 3회 반복한 후 발을 바꿔 반대쪽도 실시한다. 총 2~3세트 실시한다.

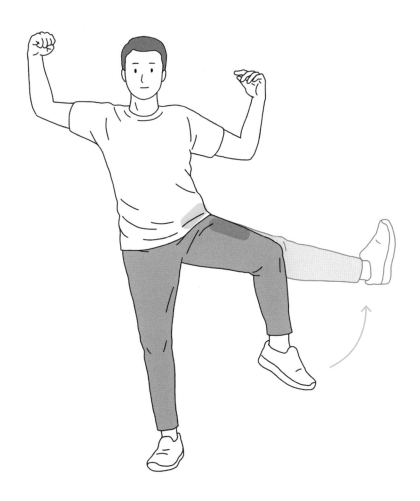

발뒤꿈치 대면서 일자로 걷기

전신을 단련하여 동적 균형 감각을 키운다.

① 양발을 모으고 자연스럽게 선다. 왼발 엄지발가락 앞에 오른발 뒤꿈치를 꼭 맞게 댄다.

② 왼발을 들어서 오른발 엄지발가락에 왼발 뒤꿈치를 꼭 맞게 댄다. 이렇게 한걸음씩 일자로 10보 정도 걷고 되돌아온다. 총 2~3세트 실시한다.

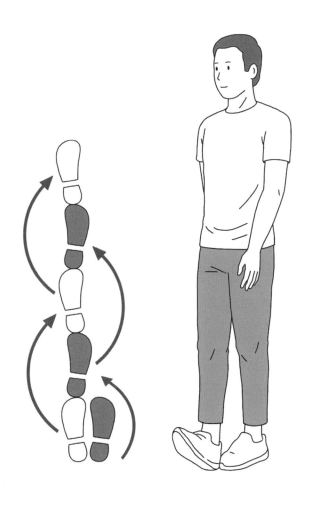

TIP 균형이 불안한 사람은 손을 벽에 대거나 무릎을 굽혀서 실
시한다.

보행 기능 유지 및 개선 근력 강화 운동

앉아서 무릎 펴고 발목 당기기

대퇴사두근, 전경골근, 하퇴삼두근을 사용하여 허벅지 앞쪽과 뒤쪽, 정강이 부위를 단련한다.

① 바닥에 앉아서 무릎을 펴고 두 다리를 붙인다. 양손은 뒤쪽 바닥을 짚어 균형을 잡는다.

② 발끝을 앞으로 최대한 편 후 숨을 내쉬면서 발끝을 무릎 쪽으로 천천히 최대한 당긴다. 발뒤꿈치가 바닥에서 약간 뜬다는 느낌이 들 정도로 무릎을 쭉 펴면서 강하게 당긴다. 발끝을 당겼다 폈다 하는 동작을 6~10회 반복한다.

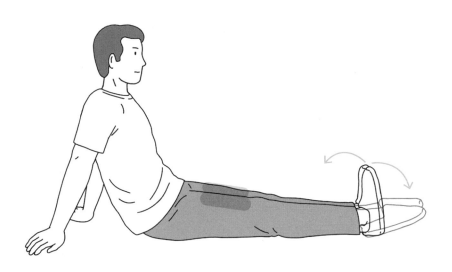

발바닥 모아 들어 올리고 내리기

복근과 장요근을 사용하여 복부와 골반 앞쪽을 단련한다.

① 바닥에 앉아서 무릎을 좌우로 벌려 양발바닥을 붙인다. 양손은 뒤쪽 바닥을 짚어 균형을 잡는다.

② 발바닥을 붙인 상태에서 양발을 들어 올려 2~3초간 정지한 후 바닥에 내린다. 3회 실시한다.

③ 다시 양발을 들어 올려 2~3초간 정지한 후 내린다. 이때 양발이 바닥에 닿기 전에 다시 올린다. 연속해서 3회 실시한 후 양발을 바닥에 내린다. 전체 동작을 총 2세트 실시한다.

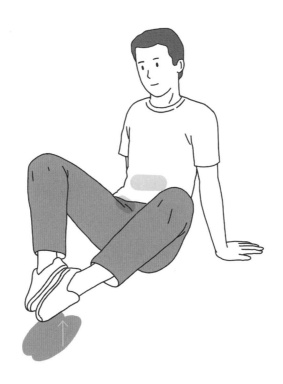

TIP 다리 힘이 아닌 복부 힘으로 들어 올린다. 상체가 뒤로 많이
기울어지지 않도록 한다.

누워서 한 발 들고 무릎 펴기

대퇴사두근을 사용하여 허벅지 앞쪽을 단련한다.

① 천장을 보고 누워서 두 다리를 붙이고 무릎을 세운다.

② 한쪽 다리를 편 후 바닥에서 조금 들어 올리고 발끝을 무릎 쪽으로 당기면서 발뒤꿈치로 밀어내듯이 무릎을 쫙 편다.

③ 당긴 발끝을 앞으로 편 후 숨을 내쉬면서 발끝을 무릎 쪽으로 최대한 당긴다. 다시 발끝을 편 후 무릎을 굽혀 발을 바닥에 내린다. 3회 반복한 후 반대쪽도 실시한다. 총 2~3세트 실시한다.

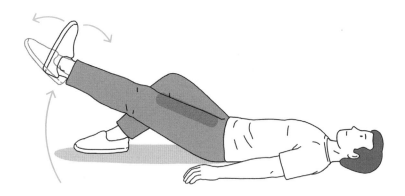

누워서 엉덩이 들어 올리기

대둔근과 척추기립근을 사용하여 엉덩이, 등, 척추를 단련한다.

① 천장을 보고 누워서 무릎을 세우고 양발을 어깨너비
　로 벌린다.

② 천천히 엉덩이를 들어 올려 2~3초간 정지한 후 천천
　히 내린다. 6~10회 반복한다. 횟수를 더해가면서 엉
　덩이를 점점 더 높게 들어 올린다.

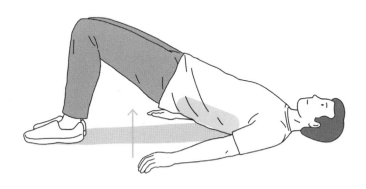

TIP 허리 통증이 있는 사람은 주의한다.

요실금, 빨리 걷고
근력만 강화하면 걱정 없다

요실금이 불러오는 일상생활의 변화

⋮

보건소나 노인 센터, 노인 클럽 등에서 건강 교실 개최 공고를 내면 가장 빨리 신청 마감이 되는 주제가 바로 요실금이다. 도쿄의 분쿄구 보건소만 해도 요실금 강연을 1년에 6번씩 10년 이상 하고 있는데, 대부분 공고를 올리기 무섭게 몇 시간 내로 마감이 된다.

요실금이 생명을 위협하는 질병은 아니지만 본인에게는

매우 심각한 고민이다. 위생적인 문제도 있지만 사회생활이나 대인 관계에 막대한 영향을 미친다. 우선 요실금이 있으면 바깥 활동을 꺼리게 된다. 소변이 새서 옷이 젖지는 않을까, 불안하다. 밖에 나가 운동을 하기도, 모임이나 여행에 참여하기도 힘들다. 나이 드신 부모님이 갑자기 외출을 꺼리거나 우울해한다면 요실금 때문은 아닌지 살펴볼 필요가 있다. 요실금은 특히 여성 고령자에게 발생률이 높다. 70세 이상에서의 요실금 발생률을 보면 남성은 22%인 것에 비해 여성은 43.5%로 두 배 정도 높다.

노령기에 나타나는 요실금의 가장 큰 문제는 집 안에서만 지내면서 전반적인 활동량이 줄어든다는 것이다. 요실금이 다른 생활 기능의 노화를 가속화시키는 요인이 될 수 있다는 뜻이다. 일상생활에서 겪게 되는 문제가 심각한데도 대부분 병원 치료를 꺼린다. 요실금을 앓는 사실이 수치스럽기 때문이다.

요실금은 크게 복압성, 절박성, 복합성, 기능성 요실금으로 나뉜다. 복압성 요실금은 웃거나 기침을 하거나 무거운 것을 들어 올릴 때 배의 압력이 높아져서 소변이 새어나오고, 절박성 요실금은 소변이 마려울 때 참지 못해서 새어나온다.

여성 요실금의 60% 이상이 복압성 요실금이고, 절박성 요실금은 비교적 남성에게 많이 나타난다. 복합성 요실금은 복압성과 절박성이 함께 있는 요실금으로 전체 요실금의 20% 정도를 차지한다. 기타 신체적 또는 정신적 문제로 소변이 새는 것을 기능성 요실금이라 한다.

방광에 소변이 쌓여 무거워지면 요도괄약근이 그 무게에 비례해서 수축한다. 방광의 무게만큼 방광 아래 요도를 지지해주는 골반 근육이 수축을 하면 소변이 새지 않는다. 그런

배뇨장애 증상

❶ 소변이 두 줄기로 갈라지거나 소변 줄기에 힘이 없다.

❷ 소변이 나올 때까지 시간이 많이 걸린다.

❸ 소변이 한 번에 나오지 않고 찔끔찔끔 끊기며 나올 때가 많다.

❹ 소변보는 시간이 길어졌다.

❺ 소변본 후에도 다 본 거 같지 않은 잔뇨감이 있다.

데 이 상태에서 기침을 하면 어떻게 될까? 순간적으로 복압이 실리면서 방광 무게가 올라간다. 예를 들어 방광 무게가 10kg이고 골반 근육이 10kg로 수축을 하고 있는데 기침이 나와 방광 무게가 순간적으로 15kg으로 올라갔다고 하자. 골반 근육이 13kg밖에 수축을 하지 못하면 2kg의 무게로 인해 소변이 새어나온다.

그렇다면 요실금을 예방하거나 치료하려면 어떻게 해야 할까? 방광에 걸리는 무게를 낮추고, 방광의 무게를 견딜 수 있는 요도괄약근 등 골반저근의 수축력을 높여야 한다.

① 케겔 운동을 실시한다.

1948년 미국의 산부인과 의사 케겔이 최초로 개발한 이래, 위험성과 부작용이 없고 완치율이 높은 골반저근 운동으로 알려졌다. 쉽게 말해 방광이 주는 압력에 견딜 수 있도록 요도괄약근의 수축력을 기르는 운동이다. 요도괄약근도 골격근이기 때문에 팔다리와 마찬가지로 근육의 수축과 이완 운동을 통해 근력을 키울 수 있다.

케겔 운동법은 간단하다. 항문에 힘을 준 상태에서 2~3초 혹은 8~10초 정도 수축하고 이완한다. 요실금이 고민이라면 우선적으로 시행해야 할 골반저근 강화 운동으로 시간이 날 때마다 수시로 반복한다.

② 복부 지방을 감소시킨다.

기존에는 요실금 예방과 치료를 위해 골반저근 강화 운동에만 집중을 해왔다. 나는 여기에 복부 지방 감소 운동을 추가하기를 권장한다. 골반저근 강화 운동과 함께 복부 지방 감소 운동을 실시해야 요실금 회복에 훨씬 효과적이라는 사실은 논문으로 증명하였다.

골반저근은 대장, 방광, 자궁 등을 받쳐주는 역할을 한다. 그런데 복부에 지방이 많이 쌓이면 장기와 함께 지방도 받쳐야 한다. 골반저근이 비명을 지를 수밖에 없다. 복부 지방을 줄이면 방광과 골반저근 위에 실리는 무게를 줄일 수 있어 요실금 예방이나 개선에 효과적이다. 복부 지방 감소 운동을 통해 체력이 향상되면 보행 속도와 근력도 함께 향상될 수 있다.

③ 보행 기능을 잘 유지해야 재발하지 않는다.

보행 기능과 요실금의 연관성이 밝혀진 것은 최근의 일이다. 3개월간 실시한 요실금 개선 교실에 참가한 사람들을 1년 간 추적 관찰했더니 보행 속도를 유지하고 있거나 혹은 향상 된 경우 요실금이 재발하지 않고 완치 상태가 잘 유지되고 있 었다.

요실금의 재발을 막기 위해서는 보행 기능을 유지하는 것 이 매우 중요하다. 걸을 때 골반저근에 굉장히 많은 자극이 간다. 잘 걷기만 해도 요실금 재발을 막을 수 있다는 뜻이다. 요실금과 관련된 보행 요소는 속도다. 보행 속도가 잘 유지 되거나 빨라진 경우 요실금을 예방하는 효과가 있다. 걸음걸 이가 느려지지 않도록 걷기를 잘 실천한다면 요실금 걱정으 로부터 어느 정도 멀어질 수 있다.

2003년 7월 1일부터 2003년 9월 30일까지 3개월간 복압성 요실금 환자 중 70세 이상의 고령 여성 70명을 대상으로 1회 1시간, 1주일에 2회, 3개월간 운동 지도를 실시했다. 그 결과 운동 전 외출을 삼가던 사람(44.8%)이 운동 후 감소(13.8%)했 으며 체중 또한 1.4kg 감소하였다. 보행 기능이 6.3% 향상되 었고 내전근이 21.6% 향상되었다. 참가자 중 54.5%가 요실 금이 완치되었다.

요실금을 효과적으로 예방하고 개선하기 위해서는 골반저

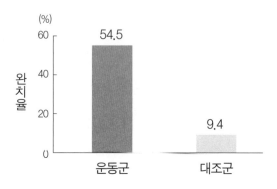

▲ 3개월간 운동 지도에 의한 요실금 완치율

근부터 강화해야 한다. 더불어 요실금은 보행 기능과도 밀접한 연관이 있으므로 보행 기능 개선에 필요한 근력 강화도 필요하다. 복부 비만은 복압 상승과 골반저근 이완에 영향을 미치므로 복부 지방 감소에 도움이 되는 운동이면 요실금에도 효과적이다.

우선 골반저근과 함께 내전근을 강화시키고, 이와 함께 보행 기능에 관련이 있는 장요근과 복근 운동을 실시한다. 특히 복근 운동은 기본적으로 골반저근에도 많은 자극이 가므로 요실금 예방에 큰 도움이 된다.

요실금 예방과 효과 증대를 위해서 반드시 준비 운동을 실시한다. 골반저근 운동은 긴장되거나 집중이 안 되면 효과가 떨어진다. 준비 운동과 근력 강화 운동 모두 가능한 한 조용하고 안정적인 장소에서 실시하도록 한다.

1단계 **요실금 예방 및 회복 준비 운동**

어깨 돌리기

① 의자에 앉아서 엄지손가락을 쇄골에 가볍게 올린다.

② 팔꿈치를 앞에서 뒤로 크게 4회 돌린 후 뒤에서 앞으로 크게 4회 돌린다. 총 2세트 실시한다. 엄지손가락이 쇄골에서 떨어져도 상관없으므로 팔꿈치를 최대한 크게 돌린다.

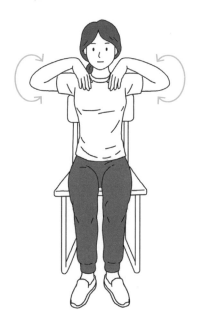

한쪽 다리 들어 벌리고 모으기

① 의자에 앉아서 다리를 모으고 양손으로 의자 옆을 잡는다.

② 한쪽 다리를 가볍게 들어 올린 후 무릎을 천천히 바깥쪽으로 벌렸다가 천천히 모은다. 4회 반복한 후 반대쪽 다리도 실시한다. 무릎은 벌릴 수 있는 만큼 최대한 벌린다. 총 2세트 실시한다.

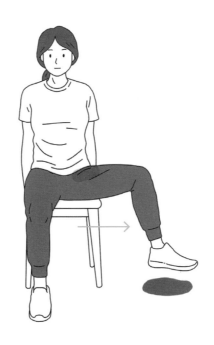

팔과 등 비스듬히 앞으로 펴기

① 의자에 앉아서 양발을 어깨너비로 벌리고, 양손은 가슴 앞에서 깍지 낀다.

② 숨을 크게 내쉬면서 배꼽을 보는 것처럼 상체를 사선으로 비스듬히 숙인 후 등을 편다. 2~3초간 유지한 후 허리와 등 전체를 천천히 세우면서 원래 자세로 돌아온다. 4회 반복하고 반대쪽도 실시한다.

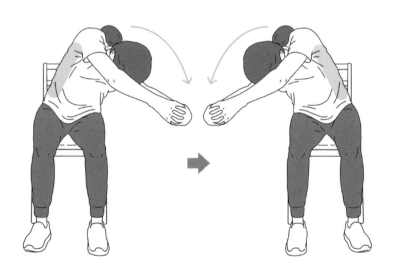

앉아서 심호흡하기

① 의자에 앉아서 양손을 무릎 위에 가볍게 올린다. 목과 허리를 힘을 빼고 편안하게 구부린 상태에서 발끝 앞 20cm 정도를 바라본다. 눈은 가볍게 감아도 좋다.

② 숨을 최대한 들이마신 다음 일정한 속도로 천천히 끝까지 내쉰다. 머릿속으로 골반저근을 상상하면서 몸 전체의 긴장을 풀어주는 것이 중요하다. 총 6~10회 심호흡을 반복한다.

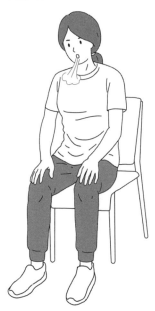

요실금 예방 및 회복 준비 운동

팔꿈치 굽혀 앞뒤로 흔들기

① 양발을 어깨너비로 벌리고 서서 무릎을 조금 굽히고 팔꿈치를 직각으로 굽힌다.

② 팔을 앞뒤로 가볍게 흔들면서 팔에 맞추어 무릎을 굽혔다 편다. 가볍게 4회, 크고 힘차게 4회 실시한다. 총 2세트 실시한다.

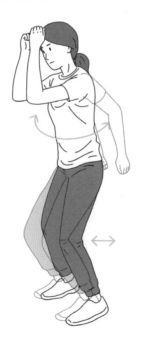

허리 돌리기

① 양발을 어깨너비로 벌리고 서서 양손을 허리에 댄다.

② 허리를 왼쪽으로 가볍게 4회 돌린 후 같은 방법으로 오른쪽으로도 4회 돌린다.

③ 허리를 왼쪽으로 최대한 크게 천천히 4회 돌린 후 같은 방법으로 오른쪽으로도 크게 4회 돌린다.

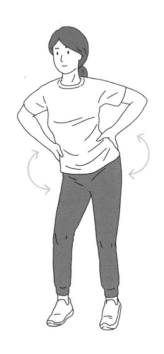

양팔 앞으로 펴고 상체 굽히기

① 양발을 어깨너비보다 넓게 벌리고 선다. 양팔을 앞으로 90도 정도 올린 상태에서 상체를 천천히 앞으로 90도 정도 굽힌 후 원위치로 돌아온다.

② 양팔을 뒤쪽으로 비스듬히 뻗으며 손바닥을 바깥쪽으로 비튼다. 이때 가슴은 내민다. 총 6~10회 반복한다.

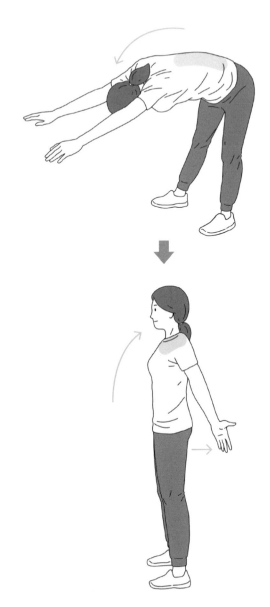

TIP 요통이 있는 사람은 무리하지 않는다.

서서 심호흡하기

① 양발을 어깨너비로 벌리고 서서 무릎과 팔꿈치를 구부리고 엄지손가락을 대퇴골 부근에 가볍게 댄다.

② 숨을 크게 들이마시면서 팔꿈치를 뒤로 보내며 가슴을 편다.

④ 숨을 최대한 내쉬면서 팔꿈치를 앞으로 당긴다. 들숨과 날숨에 맞춰 팔꿈치를 앞뒤로 움직이며 전신의 긴장을 푼다. 총 4~6회 반복한다.

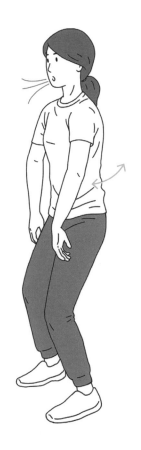

1단계 요실금 예방 및 회복 근력 강화 운동

의자에 앉아서 실시하는 골반저근 운동

골반저근군을 사용하여 골반 아래쪽을 단련한다.

① 의자에 편안하게 앉아 등을 약간 구부리고 양손은 무릎 위에 놓고 양발은 골반너비로 벌린다. 눈을 감거나 발끝 앞 20cm 정도를 바라본다.

② 심호흡을 하면서 몸의 긴장을 풀고 머릿속으로 골반 저근을 상상한다.

③ 숨을 가볍게 내쉬면서 항문을 조이는 느낌으로 요도를 2~3초간 수축한 후 4~5초간 이완한다. 수축하는 시간보다 이완하는 시간을 길게 한다. 5~10회 반복한다. 요도괄약근의 속근 강화 운동이다.

④ 이번에는 요도를 8~10초간 수축한 후 10~12초간 이완한다. 5~10회 반복한다. 요도괄약근의 지근 강화 운동이다.

⑤ 수축하고 이완하는 횟수는 처음 1주일간은 5~10회, 2주째는 10~15회, 3주째는 15~20회, 4주 이후에는 자유롭게 실시한다. 하루 목표는 50회다.

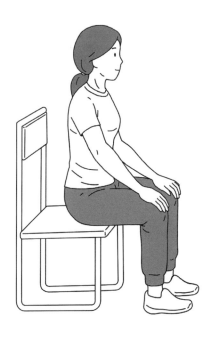

🔵TIP 요도를 수축할 때 배나 어깨에 힘을 주지 않는다. 버스나 지하철에서 의자에 앉을 때 혹은 산책 중 벤치에 앉을 때 등 언제든지 실시하는 습관을 가진다.

무릎 조이고 펴기

내전근을 사용하여 대퇴 안쪽을 단련한다.

① 의자에 앉아서 양발을 조금 벌린다.

② 양 무릎을 모은 상태에서 힘을 주어 무릎을 조이면
서 2~3초간 정지한 후 힘을 뺀다. 힘을 줬다 뺐다 하
는 동작을 6~10회 반복한다.

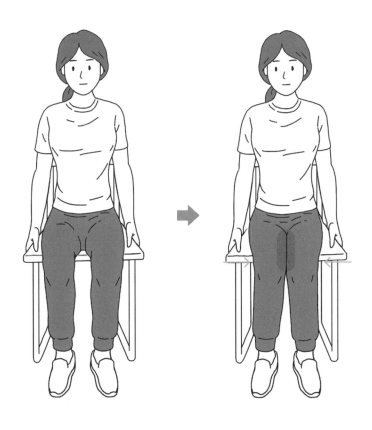

TIP 주먹을 쥐어 무릎 사이에 넣거나, 수건을 둥글게 말아 넣거나, 작은 공을 넣어 실시하면 운동 효과를 높일 수 있다. 대퇴골경부를 골절한 사람은 하지 않는다.

다리 들어 무릎 벌리고 모으기

장요근과 복근을 사용하여 골반 앞쪽과 복부를 단련한다.

① 등받이에 기대지 말고 의자에 약간 앞쪽으로 앉아서
두 다리를 붙이고 양손으로 의자 옆을 잡는다.

② 다리를 조금 들어 올린 다음, 양발은 떨어지지 않은
상태에서 무릎만 벌리고 2~3초간 정지한 후 무릎을
모은다. 무릎을 벌렸다 모았다 하는 동작을 4회 반복
한 후 양발을 바닥에 내린다. 총 2~3세트 실시한다.

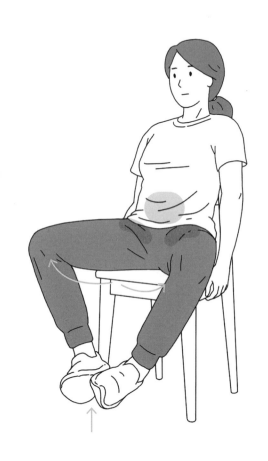

한쪽 다리 올려 양 무릎 조이기

장요근, 내전근, 복근을 사용하여 골반 앞쪽, 허벅지 안쪽, 복부를 단련한다.

① 등받이에 기대지 말고 의자에 약간 앞쪽으로 앉아서 두 다리를 붙이고 양손으로 의자 옆을 잡는다.

② 한쪽 다리를 무릎보다 높게 들어 올린 후 양 무릎을 천천히 안쪽으로 힘껏 조인다. 2~3초간 정지한 후 원래 위치로 돌아온다. 4회 반복한 후 발을 바꿔 반대쪽도 실시한다. 총 2~3세트 실시한다.

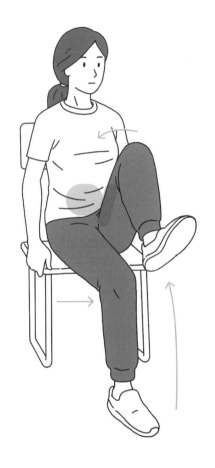

TIP 어깨나 팔에는 힘이 들어가지 않고, 복부와 허벅지 안쪽, 골반 앞쪽에 힘이 들어가는 것을 의식한다. 요실금 예방이나 개선을 위해 가장 권하는 근력 강화 운동 중 하나다.

2단계 요실금 예방 및 회복 근력 강화 운동

누워서 실시하는 골반저근 운동

골반저근군을 사용하여 골반 아래쪽을 단련한다.

① 누워서 양발을 골반너비로 벌리고 무릎을 세운다.

② 심호흡을 하면서 몸의 긴장을 풀고 머릿속으로 골반 저근을 상상한다.

③ 숨을 가볍게 내쉬면서 항문을 조이는 느낌으로 요도를 2~3초간 수축한 후 4~5초간 이완한다. 수축과 이완을 5~10회 반복한다. 수축하는 시간보다 이완하는 시간을 길게 한다. 요도괄약근의 속근 강화 운동이다.

④ 이번에는 요도를 8~10초간 수축한 후 10~12초간 이완한다. 총 5~10회 반복한다. 요도괄약근의 지근 강화 운동이다.

⑤ 익숙해지면 2~3초간 수축한 후 4~5초간 이완하는 속
   근 강화 운동을 4~6회 실시하고 난 뒤, 바로 8~10초
   간 수축한 후 10~12초간 이완하는 지근 강화 운동을
   4~6회 실시한다.

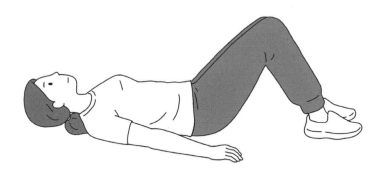

TIP 가장 추천하는 시간대는 잠자리에 들었을 때다. 편안하게
누운 상태에서 실시한다.

누워서 다리 들어 무릎 벌리고 모으기

복근과 장요근을 사용하여 복부와 골반 앞쪽을 단련한다.

① 천장을 보고 누워서 두 다리를 모으고 무릎을 세운다.

② 양발을 가볍게 들어 올린 후 무릎을 벌리고 2~3초
　간 정지한 다음 무릎을 모은다. 무릎을 벌리고 모으
　는 동작을 4회 반복한 후 다리를 바닥에 내린다. 총
　2~3세트 실시한다.

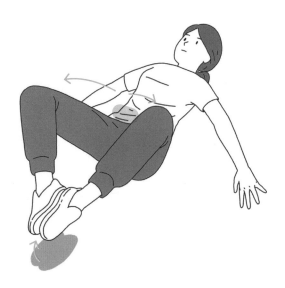

누워서 상체 들어 올리기

복근을 사용하여 복부를 단련한다.

① 천장을 보고 누워서 양발을 골반너비로 벌리고 무릎을 세운다. 양손은 골반 앞쪽에 둔다.

② 배꼽을 본다는 느낌으로 천천히 상체를 들어 올리고 2~3초간 정지한 후 천천히 상체를 내려 원래 자세로 돌아온다. 상체를 들어 올릴 때 손은 자연스럽게 무릎으로 쓸어 올린다. 상체를 들어 올릴 때 골반저근이 강하게 자극된다. 총 6~10회 반복한다.

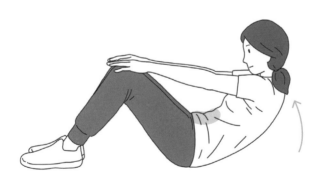

TIP 상체를 들어 올리는 것이 힘들다면 머리만 들어 배꼽을 바라본다.

다리 펴고 허벅지를 가슴에 붙이기

복근, 대퇴사두근, 장요근을 사용하여 복부, 허벅지 앞쪽, 골반 앞쪽을 단련한다.

① 옆으로 누워서 무릎을 약간 굽힌다. 한손으로 머리를 받치고 다른 손은 몸통 앞쪽을 짚는다.

② 천장 쪽 다리를 조금 들어 올린다. 발끝을 무릎 쪽으로 당겨 발뒤꿈치를 밀어내듯이 무릎을 쭉 편다.

③ 무릎을 굽히면서 허벅지를 가슴 쪽으로 최대한 당기고 2~3초간 정지한 후 다시 무릎을 편다. 6~10회 반복한 후 방향을 바꿔서 반대쪽도 실시한다. 총 2~3세트 실시한다.

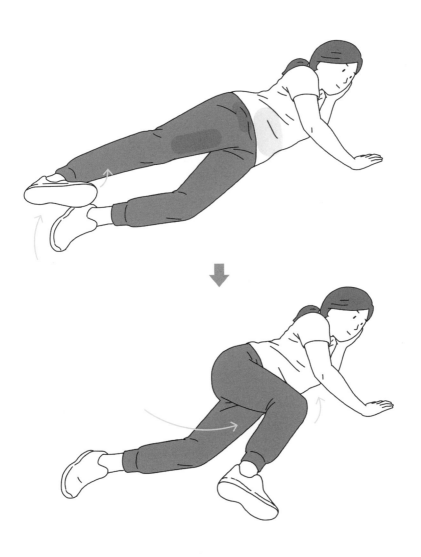

근력 강화 운동
실천 체크카드

근력 강화 운동을 실시할 때 체크하여 운동을 생활화한다.
가능하다면 매일 하는 것이 좋으며
적어도 일주일에 3일 이상 실시하는 것을 추천한다.
필요한 부분의 근력 강화 운동을 해도 되지만
프로그램 순서에 따라 운동을 하면 더욱 효과적이다.

기록 방법 실시했으면 ○, 실시하지 못했으면 ✕
운동 시간은 하루의 총운동량을 기입한다(예: 20분×2세트 = 40분).

기록 사항 낙상, 골절, 요통이나 요실금 등을 기록하여 자기 관리를 한다.

전신 근력 강화 운동 프로그램

날짜 / 운동 명	준비 운동 90p	준비 운동 91p	전경 골근 강화 176p	복근과 장요근 강화 180p	하퇴 삼두근 강화 92p	장요근 강화 94p	대퇴 사두근 강화 96p	척추 기립근 강화 98p	대둔근 강화 100p	복근 강화 241p	운동 시간	기록 사항
1												
2												
3												
4												
5												
6												
7												
8												
9												
10												

1단계 허약 예방 및 개선 근력 강화 운동 프로그램

회 수	날 짜	준비 운동				대퇴사두근 강화	장요근 강화	대퇴사두근 강화	대퇴사두근 강화	운동 시간	기록 사항
		114p	115p	116p	117p	130p	132p	134p	136p		
1											
2											
3											
4											
5											
6											
7											
8											
9											
10											

허리 예방 및 개선 근력 강화 운동 프로그램

날짜	요일	준비 운동				허리신전근 강화	중둔근 강화	다리 전체 근육 강화	대퇴사두근 강화	운동 시간	기록 사항
		118p	119p	120p	121p	138p	140p	142p	144p		
1											
2											
3											
4											
5											
6											
7											
8											
9											
10											

1단계 근감소증 예방 및 개선 근력 강화 운동 프로그램

번호	운동 날짜	준비 운동				목근 강화	대퇴사두근 강화	장요근 강화	대퇴사두근 강화	운동 시간	기록 사항
		114p	115p	116p	117p	154p	156p	158p	160p		
1											
2											
3											
4											
5											
6											
7											
8											
9											
10											

2단계 근감소증 예방 및 개선 근력 강화 운동 프로그램

순서	운동 명칭	준비 운동				대흉근 강화	대퇴사두근 강화	장요근 강화	복근 강화	운동 시간	기록 사항
		118p	119p	120p	121p	162p	164p	166p	168p		
1											
2											
3											
4											
5											
6											
7											
8											
9											
10											

낙상 예방 및 개선 근력 강화 운동 프로그램

1단계

번호	이름	준비 운동				천경골근 강화	대퇴사두근 강화	장요근 강화	대퇴근 막장근 강화	운동 시간	기록 사항
		114p	115p	116p	117p	176p	178p	180p	182p		
1											
2											
3											
4											
5											
6											
7											
8											
9											
10											

2단계 낙상 예방 및 개선 근력 강화 운동 프로그램

프로그램	날짜	준비 운동				하퇴삼두근 강화	장요근 강화	대퇴사두근 강화	정적 균형 감각 강화	운동 시간	기록 사항
		118p	119p	120p	121p	184p	186p	188p	190p		
1											
2											
3											
4											
5											
6											
7											
8											
9											
10											

1단계 보행 기능 유지 및 개선 근력 강화 운동 프로그램

번호	날짜	준비 운동				복근과 장요근 강화	대퇴사두근 강화	대퇴사두근과 균형 감각 강화	동적 균형 감각 강화	운동 시간	기록 사항
		114p	115p	116p	117p	198p	200p	202p	204p		
1											
2											
3											
4											
5											
6											
7											
8											
9											
10											

2단계 보행 기능 유지 및 개선 근력 강화 운동 프로그램

번 호	날 짜	준비 운동				대퇴사두근 강화	복근과 장요근 강화	대퇴사두근 강화	대둔근과 척추기립근 강화	운동 시간	기록 사항
		118p	119p	120p	121p	206p	208p	210p	211p		
1											
2											
3											
4											
5											
6											
7											
8											
9											
10											

1단계 요실금 예방 및 개선 근력 강화 운동 프로그램

번호	날 일	준비 운동				골반저근 강화	내전근 강화	장요근 강화	골반저근 강화	장요근 강화	골반저근 강화	운동 시간	기록 사항
		220p	221p	222p	223p	230p	232p	234p	230p	236p	230p		
1													
2													
3													
4													
5													
6													
7													
8													
9													
10													

2단계 요실금 예방 및 개선 근력 강화 운동 프로그램

횟수	날짜	준비 운동				골반저근 강화	장요근 강화	복근 강화	골반저근 강화	복근 강화	골반저근 강화	운동 시간	기록 사항
		224p	225p	226p	228p	238p	240p	241p	238p	242p	238p		
1													
2													
3													
4													
5													
6													
7													
8													
9													
10													

근육이
연금보다
강하다

펴낸날 초판 1쇄 2019년 6월 5일 | 초판 12쇄 2024년 12월 30일

지은이 김헌경

펴낸이 임호준
출판 팀장 정영주
편집 김은정 조유진 김경애
디자인 김지혜 | **마케팅** 길보민 정서진
경영지원 박석호 신혜지 유태호 최단비 김현빈

인쇄 도담프린팅
기획 김은정 | **일러스트** 영수

펴낸곳 비타북스 | **발행처** (주)헬스조선 | **출판등록** 제2-4324호 2006년 1월 12일
주소 서울특별시 중구 세종대로 21길 30 | **전화** (02) 724-7664 | **팩스** (02) 722-9339
인스타그램 @vitabooks_official | **포스트** post.naver.com/vita_books | **블로그** blog.naver.com/vita_books

© 김헌경, 2019

이 책은 저작권법에 따라 보호를 받는 저작물이므로 무단 전재와 무단 복제를 금지하며,
이 책 내용의 전부 또는 일부를 이용하려면 반드시 저작권자와 (주)헬스조선의 서면 동의를 받아야 합니다.
책값은 뒤표지에 있습니다. 잘못된 책은 서점에서 바꾸어 드립니다.

ISBN 979-11-5846-294-9 13510

비타북스는 독자 여러분의 책에 대한 아이디어와 원고 투고를 기다리고 있습니다.
책 출간을 원하시는 분은 이메일 vbook@chosun.com으로 간단한 개요와 취지, 연락처 등을 보내주세요.

비타북스 는 건강한 몸과 아름다운 삶을 생각하는 (주)헬스조선의 출판 브랜드입니다.